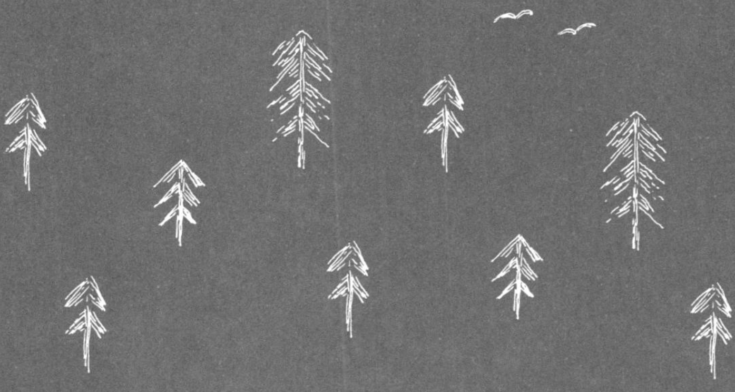

gehen

der weg zu einem achtsameren leben

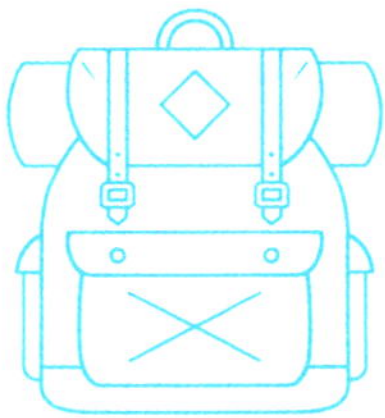

sholto radford

Illustrationen von Robbie Porter

Aus dem Englischen übersetzt von Daniela Schmid

TRIAS

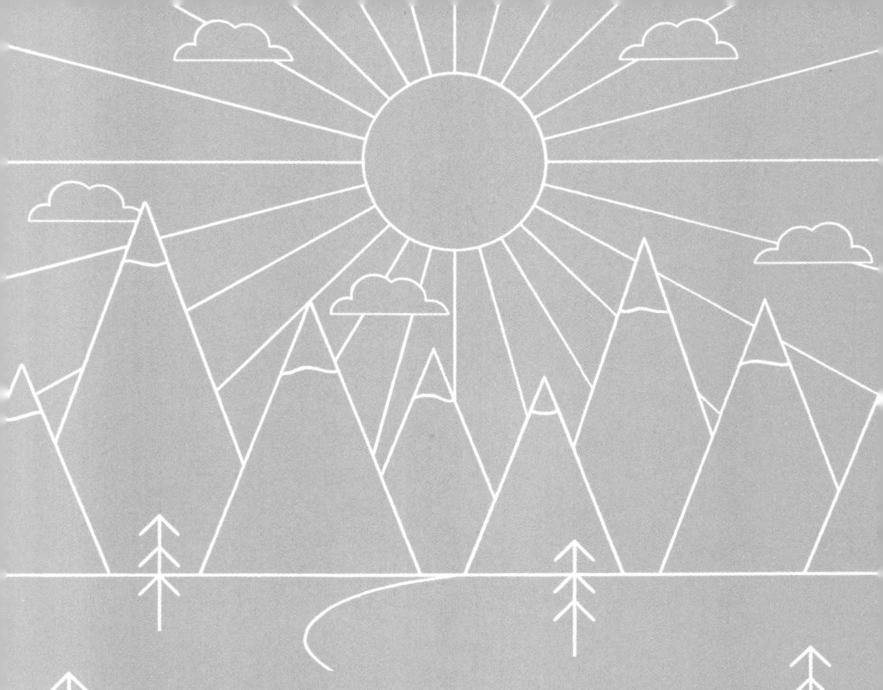

„Mit jedem Spaziergang in der Natur erhält man so viel mehr, als man sucht.“

JOHN MUIR

INHALT

EINLEITUNG

In jedem von uns gibt es eine leise Stimme, die uns vom Wunder des Lebens, der Einfachheit und unserer Verbundenheit mit der ursprünglichen, rohen Lebendigkeit der Natur erzählt. Es ist diese Stimme, die uns alles infrage stellen lässt – das ständige Streben nach Besserem, nach Ordnung und nach Kontrolle über unser Leben, aber auch die schier unendliche Anzahl von Möglichkeiten, die uns das Gefühl geben, dass uns die ganze Welt offensteht. Diese Stimme kann laut und klar sein – oder wir hören sie nur hin und wieder, wenn sie es schafft, sich über den Lärm des Alltags, mit seinen unzähligen Verpflichtungen, zu erheben.

Wie sollen wir auf diese Stimme reagieren? Eine Möglichkeit ist, sich die Schuhe anzuziehen, alles hinter uns zu lassen, hinauszugehen und zu wandern. Nicht um zu fliehen, sondern um zurückzukehren: um unsere Verbindung zu dem, was wirklich zählt, ganz neu zu entdecken. Das Wandern gibt uns die Möglichkeit, uns körperlich und emotional zu stärken. Es inspiriert uns, es hilft uns, unsere Verbindung zur natürlichen Welt zu spüren, und es gibt uns einen Sinn für Bedeutung, die Wunder der Natur und dafür, den Moment zu genießen. Dadurch begegnen wir den Herausforderungen und den Freuden des Lebens mit mehr Klarheit und Inspiration.

DAS WANDERN ERMÖGLICHT ES UNS, DIE WELT UM UNS HERUM ZU ENTDECKEN.

Egal ob wir neue Wege entdecken oder auf altbekannten Pfaden wandern, wir begegnen anderen Menschen, sehen Bäume, Pflanzen, Tiere und vom Menschen Geschaffenes. Wir sind den Elementen ausgesetzt – dem Wetter, den Jahreszeiten und dem natürlichen Rhythmus von Tag und Nacht. Und es gibt beeindruckende Orte, Berge, Flüsse, Wälder, Strände und Städte zu entdecken. Bewegung sollte immer in Verbindung mit dem, was wir sehen, hören, fühlen, berühren und von dem wir berührt werden, betrachtet werden: Das Wandern ist damit eine Form der Kommunikation mit der Welt um uns herum – und zugleich mit uns selbst.

Mithilfe dieses Buchs möchte ich Ihnen zeigen, dass das Wandern mehr ist als die rein körperliche Fortbewegung von A nach B oder das Entdecken unbekannter Orte. Es ist eine Kunst, ein bewusster Zugang zur menschlichen Erfahrung, der uns hilft, uns zu öffnen und achtsames Bewusstsein und Wohlbefinden zu fördern. Ich hoffe, dieses Buch ermöglicht es Ihnen, Ihre innere Stimme zu stärken, und weckt Ihre Neugier auf diese scheinbar simple Form der Bewegung. Schließlich hoffe ich, es inspiriert Sie, hinauszugehen und sich zu bewegen – zu wandern.

WIE SIE DIESES BUCH VERWENDEN

Unser Körper ist dafür geschaffen, sich zu bewegen. Bewegung fördert die körperliche Gesundheit und das Wohlbefinden und ist eine Möglichkeit, uns mit Körper und Geist zu beschäftigen und achtsam zu sein.

Dieses Buch enthält Anleitungen für verschiedene Übungen, die Sie dabei unterstützen, das Wandern als bewusste Bewegung zu erleben. Wandern wird damit zu einer Möglichkeit, bewusst zu handeln, uns unseren Sinnen und der Welt um uns herum zu öffnen, unsere Verbindung mit der Natur zu spüren und Raum zu finden, um uns für eine achtsamere Lebensweise zu öffnen.

Das erreichen Sie aber nicht allein, indem Sie in diesem Buch lesen. Um wirkliche Veränderung zu spüren, müssen Sie hinausgehen und sie entdecken. Ich hoffe, dieses Buch inspiriert und ermutigt Sie dazu, aber schlussendlich liegt es an Ihnen, etwas zu verändern. Um wirklich bewusster zu leben, braucht es viel Zeit und Übung: Führen Sie die hier enthaltenen Übungen mit Neugier und Geduld durch – wenn wir uns zu sehr anstrengen oder bestimmte Erwartungen, Ziele und Vorurteile haben, dann kehren wir meist in den „Handeln-Modus“ zurück und wollen immer mehr – und das ist das absolute Gegenteil von Achtsamkeit.

Führen Sie die Übungen so durch, als gäbe es kein Ziel, nichts, was erreicht oder verbessert werden soll. So sind Sie während des Wanderns offen für das, was im Moment geschieht, anstatt durch Gedanken und Erwartungen, was geschehen sollte, eingeschränkt zu werden.

Die Übungen in diesem Buch sollen als Anregungen dienen. Arbeiten Sie nur mit jenen, die sich für Sie richtig anfühlen. Gleichzeitig ist es vor allem wichtig, stets neugierig, offen und aufgeschlossen zu sein: Um die Dinge in neuem Licht zu sehen, müssen wir uns von festgefahrenen Betrachtungsweisen, von allem, was wir denken, zu wissen, lösen – denn nur so ergibt sich die Möglichkeit, Neues zu lernen.

Körperliche Einschränkungen oder Verletzungen können das Wandern schwierig oder sogar unmöglich machen. Dennoch möchte ich Sie ermutigen, kreativ zu sein und zu entdecken, was möglich ist. Vieles, was Sie in diesem Buch kennenlernen werden, ist nämlich dennoch relevant, vielleicht müssen Sie sich nur überlegen, wo Sie wandern, oder Übungen an Ihre Bedürfnisse anpassen: Denn der Grundgedanke – hinauszugehen, offen und neugierig auf die Welt um uns herum zu sein und eine achtsame Lebensweise zu fördern – beruht nicht auf einer bestimmten Art der Bewegung, sondern der Bewegung an sich.

Jeder von uns hat unterschiedliche körperliche Fähigkeiten, Einschränkungen und Einstellungen und Erwartungen gegenüber dem Wandern. Das Ziel dieses Buches ist es daher nicht, Sie an Ihre körperlichen Grenzen zu bringen, sondern Ihnen dabei zu helfen, Bewusstsein, Achtsamkeit und ein gesundes Selbstgefühl zu entwickeln und mit Neugier zu entdecken, was für Sie möglich ist, ohne dass Sie sich überanstrengen oder zurückhalten. Wenn Sie besondere körperliche Bedürfnisse oder Einschränkungen haben, holen Sie den Rat eines Arztes ein, bevor Sie mit den Übungen in diesem Buch arbeiten.

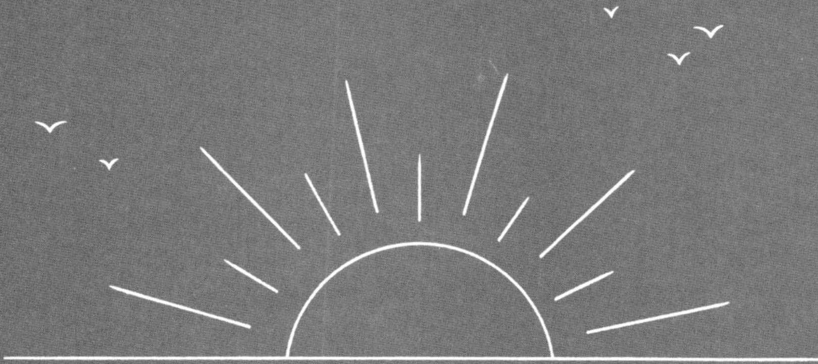

„Als ich losging, wollte
ich nur einen Spaziergang
machen, aber dann
blieb ich draußen bis
zum Sonnenuntergang,
denn ich begriff, dass ich
nicht weglief, sondern
zu mir kam."

JOHN MUIR

WIE ALLES BEGANN

Vor mehr als sechs Millionen Jahren begannen unsere Vorfahren, aufrecht zu gehen – und bis heute ist die Fortbewegung auf zwei Beinen das, was uns von allen anderen Säugetieren unterscheidet.

Die Gründe für diese Entwicklung sind in der Wissenschaft nach wie vor umstritten: Es gibt unzählige Theorien dazu, warum wir so gehen, wie wir gehen. Eine weitgehend anerkannte Theorie, die Savannen-Hypothese, geht davon aus, dass klimatische Veränderungen und der damit einhergehende Rückgang der Wälder dazu führten, dass sich das Leben auf freie Flächen verlagerte, wo es das Gehen auf zwei Beinen unseren Vorfahren erlaubte, sich schneller und effizienter fortzubewegen, als dies auf vier Beinen möglich gewesen wäre. So waren die ersten Menschen in der Lage, auch im hohen Gras nach Raub- und Beutetieren Ausschau zu halten.

Eine jüngere Theorie geht davon aus, dass es das aufrechte Gehen auch schon vor diesen dramatischen Klimaveränderungen gab. Demnach begann das Leben auf zwei Beinen, als die frühen Menschen noch auf Bäumen lebten – wie unsere nahen Verwandten, die Orang-Utans, deren Kniegelenke den unseren ähnlich sind und die ebenfalls auf zwei Beinen auf Ästen balancieren, während sie mit den Händen das Gleichgewicht halten und Nahrung sammeln.

Ein wichtiger evolutionärer Vorteil des aufrechten Gangs war, dass die Hände frei waren. Das erlaubte den Menschen, Werkzeuge und Waffen zu benutzen und größere Beutetiere zu erlegen. Man ist außerdem der Meinung, dass der aufrechte Gang eine Schlüsselrolle bei der Entwicklung des Gehirns spielte. Das Gehen auf zwei Beinen war grundlegend für die Entwicklung des menschlichen Bewusstseins, das komplexeste Gut in unserem Universum, das für alles, was die Menschheit geschaffen hat, verantwortlich ist und die moderne Welt – im guten wie im schlechten Sinn – prägt.

Und diese Entwicklung ist noch immer im Gange: Es gibt die Theorie, dass die in der heutigen Zeit so weitverbreiteten Rücken- und Knieprobleme damit zusammenhängen, dass sich der Körper trotz der sechs Millionen Jahre andauernden Entwicklung noch nicht vollständig an den aufrechten Gang angepasst hat.

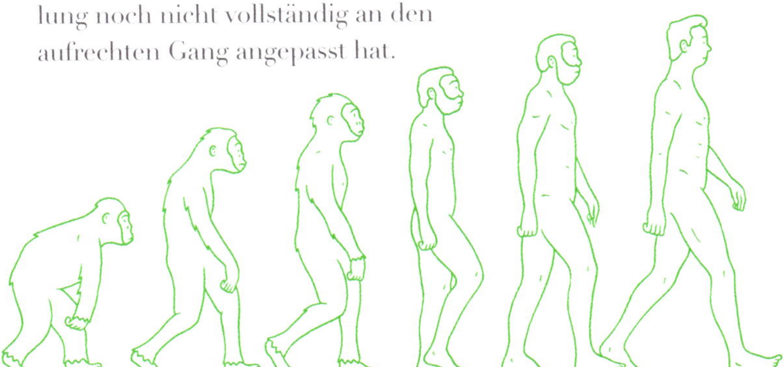

WARUM WIR GEHEN

Abgesehen von den evolutionären Vorteilen, die wir durch die Fähigkeit, aufrecht zu gehen, erworben haben, hat das Gehen im Laufe der Geschichte einer Vielzahl unterschiedlicher Zwecke gedient. Früher war es die einzige Möglichkeit, um zu reisen, und auch in der modernen westlichen Welt dient es vor allem der Fortbewegung: Durchschnittlich macht jeder Mensch pro Tag etwa 7.500 Schritte – damit umrunden wir im Laufe unseres Lebens die Erde etwa fünfmal zu Fuß!

Die unterschiedlichen Formen des Gehens spiegeln sich sogar in unserer Sprache wider – im Deutschen gibt es weit mehr als 100 Synonyme für das Wort „gehen". Das Gehen kann eine soziale Aktivität sein, eine Möglichkeit, mit anderen Menschen in Kontakt zu treten. Wir gehen, um uns eine

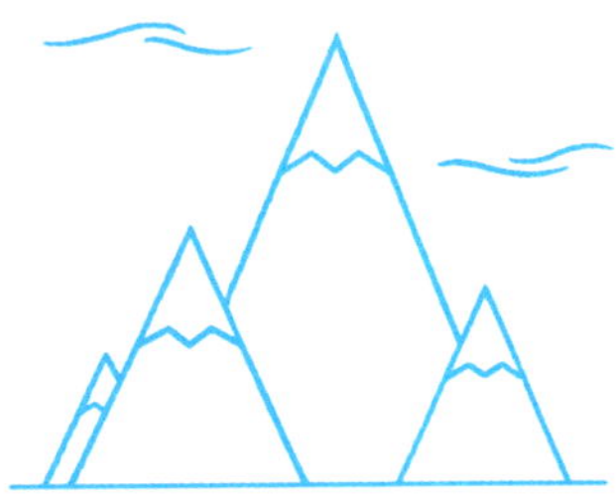

Auszeit zu nehmen, an der frischen Luft zu sein und aus gesundheitlichen Gründen. Beim Gehen spüren wir unsere Verbindung zur Natur und es ist eine Möglichkeit, Neues zu entdecken. Manche sehen das Gehen an sich als Sport, als eine Herausforderung, etwa beim Wandern oder beim Bergsteigen – was als instinktive Rückkehr zu unserem früheren Nomadenleben gesehen werden kann.

DAS GEHEN IST EINE MÖGLICHKEIT, EINS MIT DER NATUR ZU WERDEN.

Während wir gehen, können wir uns in die uns umgebende Landschaft, den Anblick von Flüssen, Wäldern und Stränden vertiefen. Und das Gehen gibt uns zudem die Möglichkeit, anderen Leidenschaften nachzugehen – beispielsweise der Fotografie, der Vogelbeobachtung, der Geographie oder der Geologie. Seit jeher ist das Gehen außerdem Bestandteil spiritueller und religiöser Handlungen: von den Pilgerreisen im Christentum, im Islam, im Buddhismus und im Hinduismus über den Walkabout der australischen Aborigines bis zu den Übergangsriten der indigenen Bevölkerung Amerikas. Und zudem sehen zahlreiche Philosophen, Dichter und Künstler das Gehen als Quelle der Kreativität und der Reflexion.

Vom Zen-Mönch, der zum Zweck der Meditation langsam einen Fuß vor den anderen setzt, bis zum Bergsteiger, der vorsichtig auf einem schmalen Grat wandert – das Gehen spielt in verschiedensten Kulturen, Lebensentwürfen und Religionen eine wichtige Rolle. Es ist etwas, das unterschiedlichste Menschen auf der ganzen Welt gemeinsam haben.

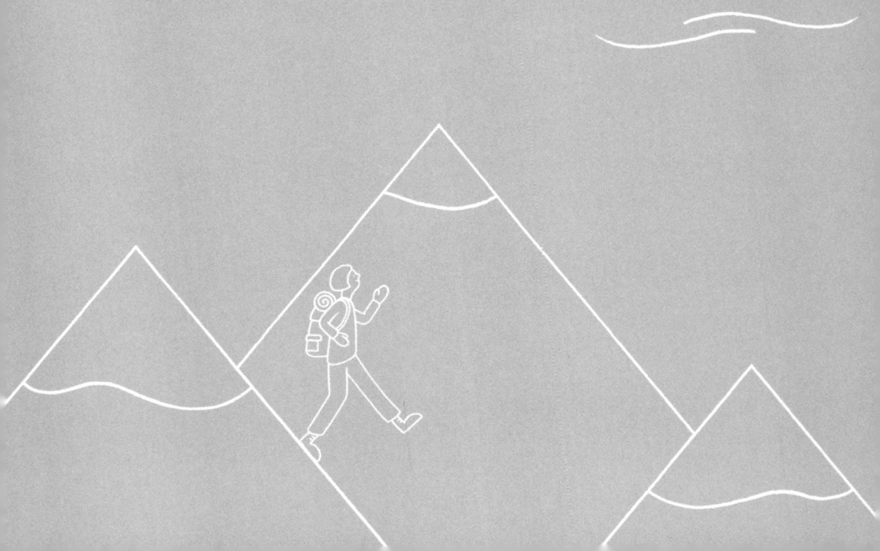

BEWEGUNG UND GESUNDHEIT

Unser Körper entwickelte sich durch die Bewegung – umgekehrt müssen wir uns bewegen, um den Körper gesund zu halten. Bereits vor 2.400 Jahren war dies dem griechischen Philosophen Hippokrates klar, als er feststellte: „Gehen ist die beste Medizin." Mittlerweile bestätigen zahlreiche wissenschaftliche Studien die positiven Auswirkungen von Bewegung auf die Gesundheit und das Wohlbefinden. Die Weltgesundheitsorganisation empfiehlt daher pro Woche etwa 300 Minuten gemäßigte körperliche Betätigung, 150 Minuten anstrengendes Training oder eine Kombination aus beidem.

Wenn wir uns ein typisches Training vorstellen, dann haben wir wahrscheinlich am ehesten das Bild von jemandem mit Sportbekleidung, der joggt oder im Fitnessstudio trainiert, vor Augen – aber auch einfaches Gehen stellt eine sehr effektive Form der gemäßigten körperlichen Betätigung dar und ist somit eine perfekte Möglichkeit, um Körper und Geist gesund zu halten.

Vorteile des Gehens:

- Es ist schonend und damit besser für den Körper als die meisten anderen Formen des Trainings. Zudem ist die Verletzungsgefahr besonders gering.
- Es ist eine Form des Trainings, die unabhängig vom körperlichen Fitnesszustand ausgeführt werden kann.
- Gehen lässt sich problemlos in den Alltag integrieren – man braucht dafür weder eine besondere Ausrüstung noch muss man extra ins Fitnessstudio gehen.
- Alles, was man braucht, ist ein gutes Paar Schuhe.
- Man ist draußen – in der Natur (siehe Seite 82).

REFLEXIONSÜBUNG

Beantworten Sie, ohne zu urteilen, folgende Fragen:

- Was halten Sie davon, den Körper durch Bewegung fit und gesund zu halten?
- Falls Sie bereits einer Form der körperlichen Betätigung nachgehen, was ist Ihre Motivation? Und wird die Art der Bewegung den Bedürfnissen und Einschränkungen Ihres Körpers gerecht?
- Haben Sie das Gefühl, mehr tun zu wollen? Was wäre ein gesunder Weg, dies zu tun?

UNTERSUCHUNGEN HABEN ERGEBEN, DASS MENSCHEN, DIE KÖRPERLICH AKTIV SIND, FOLGENDE VORTEILE GENIESSEN:

Höhere Chancen auf:

kardiorespiratorische und Muskelfitness

gesundes Körpergewicht und gesunder Körperbau

Gewichtskontrolle

Geringeres Risiko für:

Herzerkrankungen

Schlaganfall

Diabetes Typ 2

Darm- und Brustkrebs

metabolisches Syndrom

Gesamtsterblichkeit

Depression

Arthritis sowie Hüft- und Wirbelfrakturen

BEWEGUNG UND GEIST

Ein aktiver Lebensstil bringt zudem psychologische Vorteile mit sich. Während der Bewegung werden Endorphine ausgeschüttet, die das Schmerzempfinden verringern, die Laune heben und uns besser mit Stress umgehen lassen. Wenn wir körperlich aktiv sind, schlafen wir außerdem besser, was wiederum positive Auswirkungen auf das Wohlbefinden, die kognitiven Fähigkeiten und das Immunsystem hat. Bewegung beeinflusst zudem das Selbstbild und das Selbstwertgefühl positiv.

Bewegung in der Natur führt zudem dazu, dass der Körper durch die Sonneneinstrahlung dazu angeregt wird, Serotonin zu produzieren, einen Neurotransmitter, der für das Stimmungsgleichgewicht zuständig ist.

REFLEXIONSÜBUNG

- Wie ist Ihre Einstellung gegenüber der Bewegung als Möglichkeit, das geistige Wohlbefinden zu steigern?
- Wie fühlen Sie sich, wenn Sie sich bewegen? Spüren Sie Veränderungen im Hinblick auf Stimmung, Energie oder Schlaf?
- Wie fühlen Sie sich, wenn Sie keine Zeit haben, sich zu bewegen?
- Wie motivieren Sie sich, wenn Sie eigentlich keine Lust haben?

PSYCHOLOGISCHE VORTEILE VON BEWEGUNG:

- Verbesserung der Stimmung und gute Laune
- Verringerung von Stress und Steigerung der Widerstandsfähigkeit
- Verbesserung des Selbstwertgefühls
- Steigerung des Erfolgsgefühls und der Selbstzufriedenheit
- Verringerung von Depressionssymptomen
- Steigerung der Energie
- Verbesserung des Körperbilds
- Unterstützung der Gedächtnisleistung
- Gesunder Schlaf und bessere Schlafqualität

BEWEGUNG IN DER NATUR

Der wahrscheinlich wichtigste Grund dafür, dass sich viele Menschen für das Wandern als Bewegungsform entscheiden, ist, dass es im Freien stattfindet und uns so die Möglichkeit bietet, mit der natürlichen Welt um uns herum in Kontakt zu treten. Bewegung in der Natur hat tatsächlich zahlreiche positive Auswirkungen auf unsere Gesundheit und unser Wohlbefinden – das ist uns intuitiv klar, es gibt dafür aber auch wissenschaftliche Beweise. So ist es etwa erwiesen, dass selbst der Blick aus einem Fenster auf Bäume oder eine natürliche Landschaft positive Auswirkungen auf die Gesundheit hat – auch wenn wir uns nicht inmitten exotischer oder ursprünglicher Natur befinden.

Diese Erkenntnisse führten mittlerweile dazu, dass es heute zahlreiche Initiativen gibt, um allen Menschen den Zugang zur Natur zu ermöglichen, etwa durch die Begrünung von Städten, und dass beispielsweise in Krankenhäusern große Landschaftsbilder aufgehängt werden – mit dem Ziel, das Wohlbefinden der Patienten zu steigern. In Japan gibt es zudem Ärzte, die *Shinrin-yoku* – Waldbaden – verschreiben.

Durch das Wandern ist es uns möglich, eine Verbindung zur Natur zu entwickeln. Ab Seite 84 finden Sie Übungen und Anregungen zur Stärkung dieser Verbindung.

VORTEILE DER BEWEGUNG IN DER NATUR:

- Verbesserung der Stimmung
- Steigerung des Selbstwertgefühls
- Verringerung von Angstgefühlen und Stress
- Steigerung des psychologischen Wohlbefindens
- Verbesserung des Gesundheitsgefühls und des allgemeinen Wohlbefindens
- Steigerung der kognitiven Genesung
- Verbesserung der körperlichen Gesundheit
- Stärkung des Immunsystems

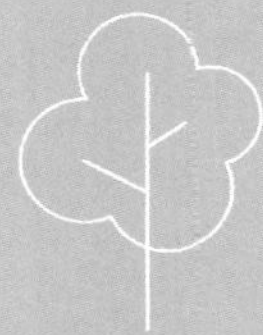

WALDBADEN

Die Praxis des *Shinrin-yoku* – „Baden in der Waldluft" oder „Waldbaden" – ist seit den 1980er Jahren in Japan fester Bestandteil der Gesundheitsvorsorge.

Beim Waldbaden spaziert man langsam durch den Wald oder sitzt unter einem Baum. Ziel ist es, den Geist zu öffnen und die reine Waldluft in sich aufzunehmen. Dies hat eine beruhigende und verjüngende Wirkung und steigert sowohl die körperliche Gesundheit als auch das Wohlbefinden. Zahlreiche wissenschaftliche Untersuchungen belegen mittlerweile, dass das Waldbaden außerdem dazu führt, dass das Immunsystem gestärkt wird, der Blutdruck sinkt, die Konzentration gesteigert wird, sich die Laune bessert, man Energie tankt, Stress verringert wird und sich die Schlafqualität verbessert. Daher erfreut sich diese Art der Bewegung auch außerhalb Japans immer größerer Beliebtheit.

GIBT ES DIE EINE RICHTIGE ART ZU GEHEN?

Für die meisten von uns ist das Gehen etwas, das wir ganz automatisch tun, und solange wir keine Schmerzen verspüren, denken wir gar nicht weiter darüber nach. Beschäftigt man sich allerdings näher mit dem Thema Gehen, stößt man auf eine Vielzahl teils widersprüchlicher Theorien zur Bewegung und zur richtigen Körperhaltung: von Experten, die orthopädische Einlagen empfehlen, bis hin zu jenen, die eine möglichst natürliche Herangehensweise predigen – und daher das Barfußgehen empfehlen. Laut einiger Experten sollte die Haltung während des Gehens immer wieder korrigiert werden, andere wiederum sind der Meinung, dass Haltung und Bewegung unbewusste Prozesse sein sollten und dass sich unser Körper ganz automatisch an Schmerz oder Verletzungen anpasst, um eine möglichst schmerzfreie und effiziente Bewegung zu garantieren.

Am besten gehen Sie einfach so, wie Sie sich am wohlsten fühlen. Indem wir unsere Aufmerksamkeit zudem bewusst auf die Bewegungsabläufe richten, werden wir mit unserem Körper vertraut und uns wird klar, was uns gut tut und was nicht. Wenn Sie gesundheitliche Beschwerden haben, wenden Sie sich aber in jedem Fall an einen Arzt.

HALTUNG

Achten Sie im Stehen darauf, wie sich Ihre Körperhaltung anfühlt. Stehen Sie aufrecht oder gebückt? Spüren Sie Verspannungen oder verhärtete Muskeln? Wie halten Sie Ihren Kopf – ist er gerade, nach vorn, hinten, links oder rechts geneigt? Spüren Sie Unterschiede zwischen den Körperhälften, etwa an Schultern, Hüften oder Knien? Sind Ihre Schultern entspannt und hängen locker nach unten oder sind sie angespannt und nach oben gezogen? Fühlt sich Ihre Brust frei und offen oder beengt an?

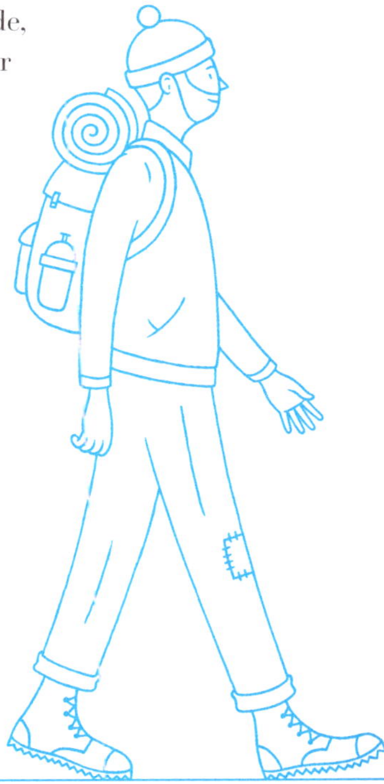

BEWEGUNG

Welcher Teil Ihres Fußes berührt den Boden zuerst, wenn Sie gehen? Ist es die Ferse und rollen Sie das Gewicht dann über den Ballen nach vorn zu den Zehen ab oder berührt der Fuß den Boden mit der ganzen Sohle auf einmal?

Wird das Körpergewicht mit jedem Schritt nach vorn verlagert oder bewegen sich zuerst die Füße und der Körper folgt?

Wie halten Sie Ihre Arme? Schwingen sie natürlich mit?

Spüren Sie Schmerzen oder Verspannungen nach körperlicher Betätigung?

Sich bewusst zu werden, wie sich der Körper anfühlt, wenn man steht, sitzt, geht oder liegt, ist eine gute Achtsamkeitsübung, die uns hilft, die Bedürfnisse unseres Körpers zu verstehen und dementsprechend zu handeln.

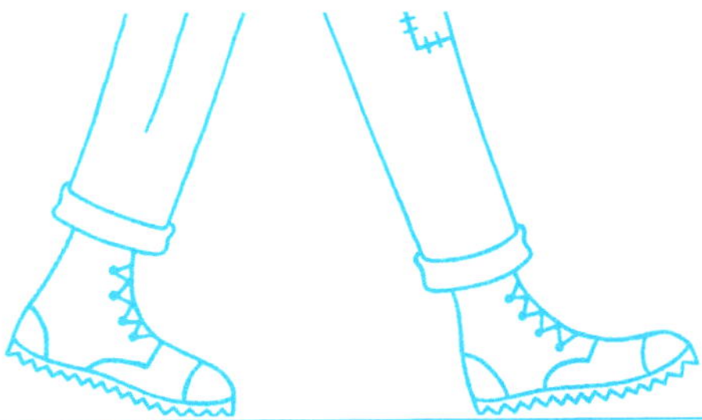

WANDERN IN STEILEM GELÄNDE UND MIT RUCKSACK

Wenn Sie sich problemlos in steilem oder unwegsamem Gelände fortbewegen können, eröffnet Ihnen dies die Möglichkeit überall auf der Welt unberührte, naturbelassene Orte zu entdecken. Für längere Touren ist es zudem meist notwendig, mit Gepäck zu wandern, was eine weitere Herausforderung darstellt. Mit etwas Übung und Zeit ist aber auch das kein Problem. Im Folgenden finden Sie einige Tipps zum Wandern in steilem Gelände und mit Rucksack.

LANGSAM UND GLEICHMÄSSIG

Bei längeren Wanderungen in steilem Gelände ist es wichtig, eine Gangart und Geschwindigkeit zu finden, die Sie beibehalten können, ohne müde oder erschöpft zu werden oder häufig Pausen machen zu müssen. Finden Sie Ihren Rhythmus – wenn Sie denken, Sie gehen zu langsam, ist das genau die richtige Geschwindigkeit.

DER WEG DES GERINGSTEN WIDERSTANDS

Es ist außerdem unverzichtbar, das Gelände beurteilen zu können, um einen sicheren, möglichst angenehmen und einfachen Weg zu finden. Ist das Gelände besonders steil, empfiehlt es sich, im Zickzack zu gehen.

KLEINE SCHRITTE

Wenn es steil ist, ist es besser, kleine Schritte zu machen und dabei das Gewicht mit jedem Schritt zu verlagern – vor allem beim Wandern mit Rucksack.

WANDERN MIT RUCKSACK

Denken Sie beim Packen daran, dass jedes Gramm zählt und wandern Sie mit so wenig Gepäck wie möglich. Wanderstöcke und gute Schuhe, die Ihre Fußgelenke stützen, sind beim Wandern mit Rucksack besonders hilfreich.

SCHRITT FÜR SCHRITT

Achten Sie besonders in unwegsamem Gelände ganz genau darauf, wohin Sie Ihre Füße setzen, das beugt Verletzungen vor und hilft Ihnen, ganz im Hier und Jetzt zu sein und die Körpererfahrung des Wanderns vollkommen zu genießen.

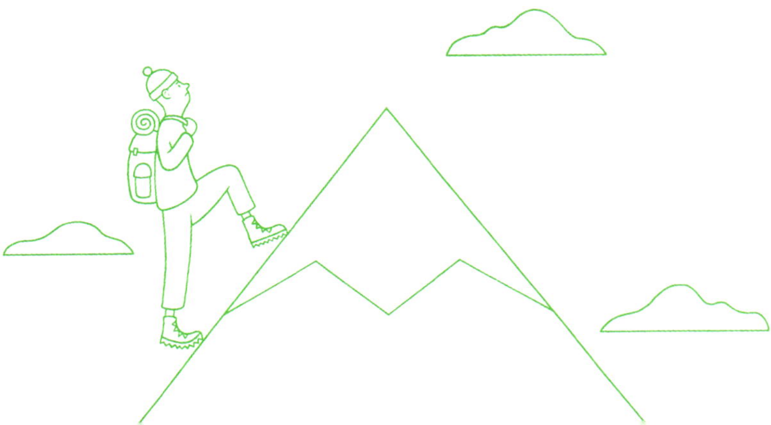

ACHTSAMES WANDERN

Wenn eine tolle Aussicht, ein Sonnenuntergang oder eine Begegnung mit einem wilden Tier unsere Aufmerksamkeit erregt und uns voll und ganz in den Bann zieht, dann nehmen wir den Moment ganz natürlich bewusst und achtsam wahr. Für einen Augenblick vergessen wir dann alle Sorgen, erleben nur diesen einen Moment, fühlen uns lebendig und verspüren echte Freude, Zufriedenheit und Gelassenheit.

Es ist aber auch möglich, das bewusste Wahrnehmen des Moments – oft auch Achtsamkeit genannt – gezielt zu üben. Das Wandern in der Natur stellt eine Möglichkeit dar, die Achtsamkeit zu trainieren, zugleich ist Achtsamkeit die Grundvoraussetzung für bewusste Bewegung, da sie es uns erlaubt, unsere Umwelt bewusster wahrzunehmen und somit dazu führt, dass wir Erholung und Ruhe aus dieser Erfahrung schöpfen können.

„Achtsamkeit ist
wie die Sonne.
Dort, wohin sie
scheint, bringt
sie Veränderung.“

THICH NHAT HANH

ACHTSAMKEIT UND DIE KUNST, GANZ IM MOMENT ZU SEIN

Wenn unsere Aufmerksamkeit vollkommen und urteilsfrei auf die im Moment erlebte Erfahrung gerichtet ist, dann sind wir achtsam. Es ist normal, dass der Geist immer wieder zu Vergangenem oder Zukünftigem abschweift – um Achtsamkeit zu erleben, braucht es daher ein gewisses Maß an Zielgerichtetheit. Unsere Aufmerksamkeit muss bewusst auf das Hier und Jetzt, den Moment, fokussiert werden. Man kann sich das in etwa so vorstellen, als würde unser Geist entweder bewusst arbeiten oder auf Autopilot gestellt sein – im Rahmen von Achtsamkeitsübungen geht es darum, sich bewusst zu werden, dass man gerade auf Autopilot läuft, und die Aufmerksamkeit dann gezielt auf den Moment zu richten. Achtsamkeit ist dabei nicht das Ziel, sondern eine Möglichkeit, um die geheimnisvollen Wunder des Lebens zu entdecken.

WAS SIND DIE VORTEILE?

Achtsamkeit kann man nicht beschreiben – man muss sie erleben. Grundsätzlich fühlen wir uns, wenn wir achtsam sind, offener, gelassener und besonders konzentrationsfähig. Wir sind in der Lage, die Denkmuster und Funktionsweise unseres Verstandes zu erfassen und freie Entscheidungen zu treffen – das heißt, wir sind nicht in Denkmustern gefangen, die Angst und Stress hervorrufen. Weitere Vorteile sind eine gesteigerte innere Stärke, Gelassenheit und eine Verbesserung unserer Beziehungen zu anderen Menschen. Zahlreiche wissenschaftliche Studien belegen zudem die positiven Auswirkungen von Achtsamkeitsübungen im Hinblick auf die Stressreduktion, bei Depression und Angstzuständen und zur Verbesserung des Gesundheitszustandes und zur Steigerung des allgemeinen Wohlbefindens.

WOMIT FING ALLES AN?

Achtsamkeitsmeditation und -übungen gibt es bereits seit tausenden von Jahren. Meist wird Achtsamkeit mit dem Buddhismus in Verbindung gebracht, aber auch in anderen Religionen und spirituellen Traditionen spielt sie eine große Rolle. Heutzutage interessieren sich immer mehr Menschen – auch ohne religiösen Hintergrund – für Achtsamkeitsmeditation und -übungen. Die zahlreichen Bücher und Workshops zum Thema Achtsamkeit, die mittlerweile angeboten werden, sind eine tolle Ergänzung zu diesem Buch – sie können helfen, ein tieferes Verständnis für Achtsamkeit zu erlangen.

IST ACHTSAMKEIT DAS GLEICHE WIE MEDITATION?

Das ist eine Frage, die ziemlich oft gestellt wird. Mit Meditation bezeichnet man meist eine bestimmte Art, Übungen durchzuführen: etwa sich hinzusetzen oder sich hinzulegen und die Aufmerksamkeit auf die Atmung oder einen anderen Aspekt der Wahrnehmung zu richten. Achtsamkeit hingegen wird als bestimmte Einstellung allen Erfahrungen gegenüber verstanden, Achtsamkeit kann somit zu jedem Zeitpunkt, auch im Alltag, praktiziert werden: während des Essens, des Wäscheaufhängens oder des Gassigehens mit dem Hund. Achtsam zu sein und aus dem „Autopilot-Modus" auszubrechen ist nicht einfach – Meditation kann hilfreich sein, um diese Fähigkeit zu entwickeln und zu stärken.

Zudem ist es wichtig, nicht zu urteilen. Man fühlt sich schnell schlecht, weil man nicht „achtsam genug" ist – die Einstellung gegenüber Meditation und Achtsamkeitsübungen ist dann von Selbstzweifeln geprägt. Stellen Sie sich der ständigen Herausforderung, das Gleichgewicht zwischen dem Willen, wach und ganz im Augenblick zu sein, und dem richtigen Grad an Anstrengung, um dies zu erreichen, aufrechtzuerhalten, während Sie zugleich offen und wohlwollend bleiben – und es sich selbst nicht zu schwer machen.

„Trink deinen Tee
langsam und ehrfürchtig,
als wäre das die Achse,
um die sich die Welt dreht;
langsam, gleichmäßig,
und ohne Hast.
Lebe den Moment – denn
das Leben ist nur dieser
eine Augenblick."

THICH NHAT HANH

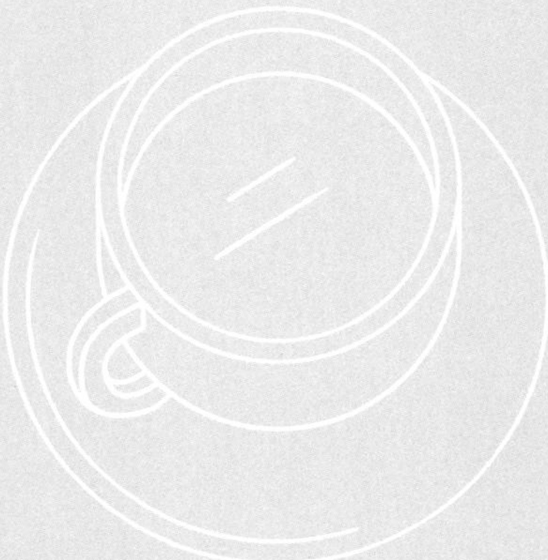

ACHTSAMKEIT UND MEDITATION – WORUM GEHT ES WIRKLICH

Bei Achtsamkeit und Meditation geht es nicht darum, an überhaupt nichts zu denken
Viele Menschen, mit denen ich gesprochen habe, sind der Meinung, dass Achtsamkeit und Meditation nichts für sie ist. Wenn ich länger mit ihnen spreche, wird meist klar, dass das vor allem daran liegt, dass sie denken, es ginge bei Meditation darum, an überhaupt nichts zu denken – was schlichtweg unmöglich ist. Im Zusammenhang mit Achtsamkeit geht es nicht darum, sich von allen Gedanken zu lösen, sondern darum, die eigene Einstellung den Gedanken gegenüber zu ändern – **darum, zuzulassen, dass die Gedanken kommen und gehen, ohne sich in sie zu vertiefen, und Raum für andere Aspekte der Erfahrung zu schaffen.**

Achtsamkeit ist nicht das Gleiche wie positives Denken
Achtsam sein bedeutet nicht, positive Gedanken zu haben oder negative Gedanken nicht zuzulassen. Wenn man mit Achtsamkeitsübungen beginnt, wird ziemlich schnell klar, dass man keine Kontrolle über die eigenen Gedanken hat. **Durch Achtsamkeit lernen wir vielmehr, unsere Einstellung gegenüber unseren Gedanken zu verändern.** Wir beobachten unsere Gedanken bewusst, nehmen Sie aber nicht zu ernst. So können wir uns sanft von ihnen lösen, ohne sie zu verurteilen.

Achtsamkeit ist nicht nur etwas für Hippies
Mittlerweile gibt es zahlreiche wissenschaftliche Belege für die positiven Auswirkungen des achtsamen Umgangs mit sich selbst. Dieser spielt an immer mehr Orten eine Rolle – von Krankenhäusern, Schulen, Unternehmen und Universitäten bis hin zu Gefängnissen. Aufgrund des wachsenden Interesses, das mit auf die Herausforderungen unseres modernen Lebens zurückzuführen ist, und fundierter Forschung ist **Achtsamkeit mittlerweile in der Mitte der Gesellschaft angekommen.**

Achtsamkeit ist nicht die Lösung für alle Probleme
Schwierigkeiten gehören zum Leben und ganz egal, was wir tun, wir können ihnen nicht einfach aus dem Weg gehen – egal ob es sich um gesundheitliche Probleme, den Verlust geliebter Menschen oder finanzielle Schwierigkeiten handelt. Achtsamkeit ist nicht die Lösung für weltliche Probleme, aber sie hilft uns dabei, uns den Herausforderungen des Lebens zu stellen und sie zu bewältigen.

Achtsamkeit braucht Zeit und Übung
Es reicht nicht, Bücher über Achtsamkeit zu lesen. **Achtsamkeit beruht auf Erfahrung, sie ist etwas, das man tun muss.** Es braucht Zeit, Übung und Hingabe, um wirklich zu erfassen, was uns Achtsamkeit geben kann – es gibt keinen einfachen oder schnellen Weg.

EINSTELLUNGEN, DIE UNS IN ACHTSAMKEIT UNTERSTÜTZEN

Die Entwicklung eines achtsamen Bewusstseins ist ein langsamer Prozess, der nicht leicht zu beschreiben ist. Grundsätzlich ist Achtsamkeit ein Bewusstseinszustand und kann damit nur im Moment erlebt werden. Aber es gibt bestimmte grundlegende Einstellungen und Eigenschaften, die die Entwicklung eines achtsamen Bewusstseins unterstützen. Jon Kabat-Zinn, einer der Pioniere der Achtsamkeitslehre in der westlichen Welt, hat eine Reihe von Grundhaltungen beschrieben, die grundlegend für die Achtsamkeitspraxis sind.

1. NICHT URTEILEN

Es ist ganz natürlich, dass wir uns und die Welt um uns herum ständig bewerten. Ein achtsamer Geist ist sich dessen bewusst – und anstatt sich in die Bewertungen zu vertiefen, wird er zum unbeteiligten Beobachter. Beim Wandern können wir dies trainieren, indem wir beobachten, worüber wir urteilen – vielleicht darüber, wie fit wir uns fühlen, darüber, ob das, was um uns herum geschieht, angenehm ist oder nicht, oder darüber, ob „zu viele" Menschen um uns sind, usw. Diese Bewertungen sind ganz natürlich, es ist sinnlos sich für sie zu verurteilen. Nehmen Sie diese Empfindungen einfach nur wahr und akzeptieren Sie sie – Achtsamkeit schenkt uns den Raum und die Freiheit, genau das zu tun. Indem wir Bewertungen anerkennen und uns von ihnen lösen, ermöglichen wir es uns, jeden Moment ganz genau so wahrzunehmen, wie er ist.

2. GEDULD

Geduld hilft uns, ganz im Moment zu sein – wenn wir geduldig sind, versuchen wir nicht länger, bestimmte Momente schneller „hinter uns zu bringen", weil wir denken, dass der nächste Moment vielleicht besser sein könnte. Wir erlauben den Dingen, ihren natürlichen Lauf zu nehmen, und schenken jedem Moment unsere ganze Aufmerksamkeit. Man kann das so sehen: Wenn man einen Berg besteigt, möchte man möglichst schnell oben ankommen und die Aussicht genießen – aber wenn man hinauf eilt, wird dadurch die Aussicht nicht besser, und zugleich schätzt man nicht, was man mit jedem Schritt auf dem Weg erlebt. Auch uns selbst gegenüber sollten wir geduldig sein – wir müssen uns erlauben, zu sein, wer wir sind. Oft verspüren wir während des Wanderns Ungeduld – machen Sie sich in diesen Momenten bewusst, dass die Natur um Sie herum nicht in Eile ist, sondern ihrem natürlichen Rhythmus folgt. Das hilft Ihnen dabei, selbst geduldig zu bleiben.

3. ANFÄNGERGEIST

Die Haltung des Anfängergeistes besteht darin, allen Erfahrungen mit Neugierde zu begegnen und die Dinge unvoreingenommen zu sehen, so wie sie wirklich sind, ohne dass Meinungen, Ansichten und Vorurteile die Erfahrung des Moments beeinflussen. Der Anfängergeist lässt uns jeden Moment als einzigartig erleben. Wir erlauben allen Dingen, lebendig zu sein, sich zu verändern und sich in jedem Moment vollkommen neu zu entwickeln. Wir sind offen für die einzigartigen Wunder des Lebens, anstatt uns in den gewohnten Bahnen unserer Erfahrungen zu verlieren. Richten Sie den Anfängergeist auf die Menschen, Orte und Dinge um Sie herum und nehmen Sie bewusst wahr, wie sich diese dadurch verändern und in neuem Licht erstrahlen. Der gleiche Spaziergang, die gleiche Wanderung kann jedes Mal vollkommen anders sein, wenn wir uns auf diese Weise für die Welt um uns herum öffnen.

4. VERTRAUEN

Bei der Achtsamkeitspraxis geht es nicht darum, ein „besserer“ Mensch zu werden, sondern darum, mehr zu dem Menschen zu werden, der man tatsächlich ist, auch wenn man nicht frei von Fehlern ist. Vertrauen in unsere Erfahrung, unsere Intuition, unsere Herzensgüte und unser Wissen unterstützt uns dabei. Es ist zudem wichtig, sich bewusst zu machen, dass wir selbst für unser Wohlergehen verantwortlich sind: Nur wir leben unser Leben.

5. NICHT-GREIFEN

Die Achtsamkeitspraxis ist nicht zielgerichtet, auch wenn das zunächst nicht so scheinen mag. Es geht aber nicht darum, einen bestimmten Zustand zu erreichen oder sich zu verändern, sondern darum, diesen ständigen Kampf endlich hinter sich zu lassen. Denn nur das führt dazu, dass wir Veränderungen gegenüber offen sind, ohne nach ihnen zu streben. Der ständige Versuch, unsere Erfahrungen oder uns selbst zu verbessern oder zu verändern, führt oft nur zu Frustration. Versuchen Sie, es so sehen: Der beste Weg, um von A nach B zu gelangen, ist der, zuerst ganz bei A anzukommen.

6. AKZEPTANZ

Akzeptanz bedeutet nicht, sich abzufinden, sondern ganz im Moment zu sein, nichts verändern zu wollen und das, was ist, nicht zu verleugnen. Akzeptanz erlaubt uns, uns dem Moment hinzugeben und ihn so zu nehmen, wie er ist. Das heißt nicht, dass wir passiv sein müssen, wir können nach wie vor Entscheidungen treffen, handeln oder Veränderung anstoßen – aber dies ist nur möglich, wenn wir zuvor akzeptieren, wie die Dinge wirklich sind.

Bestimmt kennen Sie das: Wenn man draußen ist und es zu regnen beginnt, dann zieht man die Schultern hoch und geht schneller, um möglichst bald an einem warmen, trockenen Ort zu sein, um dem „Unerfreulichen", dem Regen, zu entkommen. Versuchen Sie ab jetzt in Momenten wie diesen, zu akzeptieren, dass es regnet, und den Regen zu erleben: Richten Sie sich auf, erlauben Sie den Regentropfen, Sie zu treffen, spüren Sie die Kälte des Wassers auf der Haut und lauschen Sie dem Klang der Tropfen! Das verändert die gesamte Erfahrung und anstatt uns gegen den Moment zu wehren, akzeptieren wir ihn, nehmen ihn an und sind dadurch auch in der Lage, ihn zu genießen.

7. LOSLASSEN

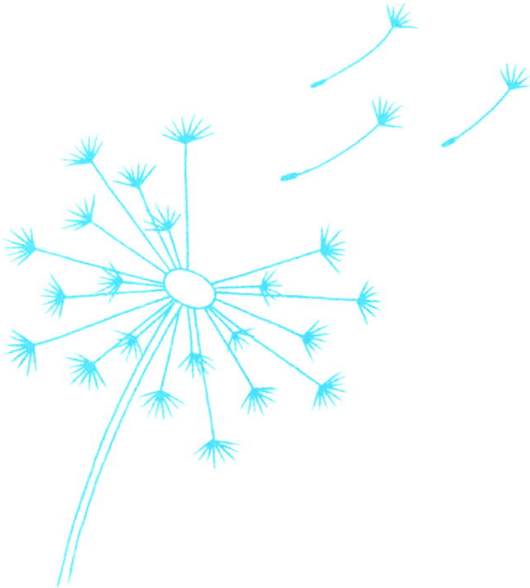

Es braucht viel Kraft und geistige Anstrengung, Dingen nachzuhängen – egal ob es sich dabei um Einstellungen, Ideen, Wünsche, Situationen, Begebenheiten oder Menschen, die wir unbedingt in unserem Leben halten wollen, handelt. Loszulassen bedeutet, sich bewusst zu werden, wenn der Geist sich an etwas klammert, und sich zu erlauben, sich von diesen Dingen zu befreien.

Die sieben hier beschriebenen Grundhaltungen stehen miteinander in Wechselwirkung, sie unterstützen sich gegenseitig und sind der fruchtbare Boden auf dem Achtsamkeit wachsen und gedeihen kann. Umgekehrt hilft uns Achtsamkeit dabei, diese Grundhaltungen zu stärken.

GEHMEDITATION

Die Gehmeditation ist eine Möglichkeit, Achtsamkeit zu entwickeln. Sie hat eine lange Tradition im Buddhismus und kommt heutzutage bei vielen Ansätzen der Achtsamkeitspraxis in verschiedensten Bereichen und mit unterschiedlichen Zielen zum Einsatz: zur Verringerung von Stress und Depressionssymptomen, im Rahmen der Organisationspsychologie und sogar in Schulen und Gefängnissen.

Die Grundlage dieser Art der Meditation liegt darin, die Empfindungen, die wir in den Füßen spüren, wenn wir langsam einen Schritt nach dem anderen machen, aufmerksam wahrzunehmen – so wie bei anderen Formen der Meditation oft die Atmung in den Fokus rückt. Durch die Konzentration der Aufmerksamkeit auf genau einen Moment wird das Bewusstsein fokussiert – und es entsteht ein Zustand der Achtsamkeit, zu dem man zurückkehren kann, wenn der Geist abschweift.

VORTEILE DER GEHMEDITATION:

- Diese Art der Meditation hilft uns, unsere Konzentration und Aufmerksamkeit zu steigern.
- Wir werden vertraut mit unseren Denkmustern und den Dingen, mit denen wir uns beschäftigen.
- Gehmeditation gibt uns die Möglichkeit, unsere Aufmerksamkeit auf den gerade erlebten Moment zu richten.
- Wir sind in der Lage, körperliche Empfindungen zu spüren.

ÜBUNG: GEHMEDITATION

Suchen Sie sich einen ruhigen, ungestörten Ort. Sie können diese Übung drinnen oder draußen und, wenn Sie möchten, barfuß durchführen. Suchen Sie sich zwei etwa zehn Meter voneinander entfernte Punkte auf dem Boden. Stellen Sie sich auf einen dieser Punkte und richten Sie Ihre Aufmerksamkeit darauf, wie sich Ihr Körper in dieser stehenden Haltung anfühlt. Stehen Sie aufrecht und stolz mit gerade nach vorn gerichtetem Blick. Lassen Sie alle Anspannung los und erlauben Sie Ihrer Atmung, frei zu fließen. Richten Sie Ihre Aufmerksamkeit jetzt auf Ihre Fußsohlen und spüren Sie, wie diese den Boden unter Ihnen berühren. Lehnen Sie sich leicht nach vorn und wieder zurück, nach links und rechts und spüren Sie, wie sich das Körpergewicht verlagert. Heben Sie nun langsam einen Fuß vom Boden und setzen Sie ihn etwas weiter vor Ihnen wieder ab. Machen Sie kleine Schritte und achten Sie darauf, dass die Zehen leicht nach außen zeigen – so ist es leichter, das Gleichgewicht zu halten. Spüren Sie, wie sich diese Bewegung an den Fußsohlen anfühlt. Heben Sie nun den anderen Fuß, setzen Sie ihn langsam wieder ab und vertiefen Sie sich dabei ganz und gar in das, was Sie dabei fühlen.

Wiederholen Sie diese Bewegung, bis Sie den zweiten zuvor bestimmten Punkt erreicht haben. Bleiben Sie eine Weile ruhig stehen, drehen Sie sich dann um und gehen Sie wieder zurück. Erlauben Sie Ihrem Geist während dieser Übung, in alle möglichen Richtungen zu wandern – das ist grundlegend für diese Art der Meditation, denn nur so sind wir in der Lage, die Bewegungen des Geistes zu erkennen und unsere Aufmerksamkeit wieder zielgerichtet auf die Empfindungen in unseren Fußsohlen zu richten. Wenn Sie merken, dass Ihr Geist sich in eine bestimmte Richtung entfernt, dann halten Sie inne und bringen Sie Ihre Aufmerksamkeit voller Geduld und Akzeptanz wieder zurück zu Ihren Fußsohlen.

ÜBUNG:
SCHRITTE ZÄHLEN

Eine Methode, die vielen Menschen bei dieser Art der Meditation hilft, sich zu konzentrieren, besteht darin, Schritte zu zählen. Sobald Sie bei zehn Schritten angekommen sind, fangen Sie einfach wieder von vorn zu zählen an. Wenn Ihnen bewusst wird, dass Ihre Gedanken abschweifen, halten Sie inne, seien Sie stolz darauf, dass Sie das bemerkt haben, und fangen Sie wieder bei eins zu zählen an. Wenn Sie sich dazu entschließen, mit dieser Methode zu arbeiten, achten Sie darauf, dass das Zählen nicht im Vordergrund steht. Ihre Aufmerksamkeit ist vollkommen auf die Empfindungen in den Fußsohlen gerichtet und befasst sich nicht mit dem Zählen an sich: Spüren Sie, wie Ihre Fußsohlen sanft auf dem Boden abrollen, notieren Sie sich gedanklich die jeweilige Zahl und konzentrieren Sie sich dann wieder ganz auf Ihre Fußsohlen.

ÜBUNG: DAS FELD DER AUFMERKSAMKEIT AUSWEITEN

Bei dieser Form der Gehmeditation geht es weniger darum, sich auf einen bestimmten Körperteil, wie zuvor die Fußsohlen, zu konzentrieren, sondern darum, die Aufmerksamkeit auszuweiten, sodass sie den Körper als Ganzes in der Bewegung erfasst. Durch diese Übung erkennen wir, dass Bewusstsein und Aufmerksamkeit flexibel sind und auf unterschiedliche Dinge gleichzeitig gerichtet werden können. Es empfiehlt sich, mit einer Übung mit einem konzentrierten Fokuspunkt, wie der Gehmeditation auf den Seiten 44 und 45, zu beginnen, um die Aufmerksamkeit zu bündeln, bevor sie auf den Körper ausgeweitet wird, um die verschiedenen Empfindungen, die entstehen, wenn sich der Körper bewegt, wahrzunehmen. Variieren Sie außerdem die Gehgeschwindigkeit und spüren Sie, wie dies Ihre Aufmerksamkeit beeinflusst.

Die Aufmerksamkeit kann auch über den Körper hinaus auf das, was Sie während des Wanderns hören, sehen und riechen, ausgeweitet werden. Spüren Sie, wie die Welt um Sie herum auf den Körper wirkt – Sonne und Wind auf der Haut, der Straßenlärm, das Gezwitscher der Vögel und das Rauschen des Meeres.

„Der Geist kann in unzählige Richtungen gehen, aber auf diesem schönen Pfad gehe ich in Frieden. Bei jedem Schritt weht eine sanfte Brise. Bei jedem Schritt erblüht eine Blume."

THICH NHAT HANH

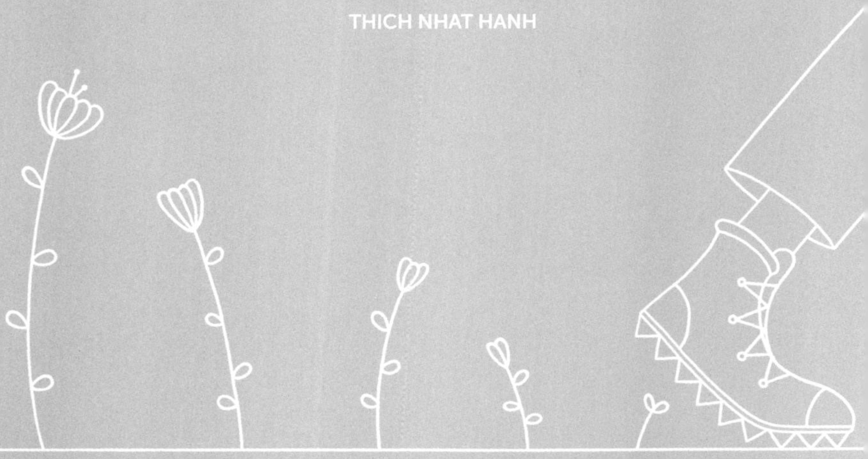

DIE ATMUNG

Unsere Atmung spielt eine wichtige Rolle bei der Entwicklung eines achtsamen Bewusstseins. Sie wird daher seit tausenden von Jahren in verschiedensten Meditationsrichtungen zum Einsatz gebracht – denn sie gibt uns die Möglichkeit, unsere Aufmerksamkeit zu fokussieren.

So lange wir leben, atmen wir. Die Atmung ist immer da, in jedem Augenblick. Indem wir unsere Aufmerksamkeit auf die tatsächliche körperliche Empfindung des Atmens richten, schaffen wir eine Verbindung zwischen dem Moment und unserer Aufmerksamkeit. Auch wenn diese Verbindung nicht lange anhält, haben wir mit jedem Ein- und mit jedem Ausatmen wieder die Gelegenheit, unsere Aufmerksamkeit zu bündeln, wenn unsere Gedanken zu vergangenen oder zukünftigen Ereignissen abzuschweifen drohen. Wir können immer wieder zu unserer Atmung zurückkehren, um unsere innere Mitte zu finden.

Die Atmung verändert sich mit unserem körperlichen und geistigen Zustand und hilft uns so zu verstehen, was wir gerade erleben. So halten wir etwa den Atem an, wenn wir angespannt oder ängstlich sind. Sind wir hingegen ruhig und entspannt, atmen wir langsam und tief. Achten Sie auf Ihre Atmung, um zu erkennen, was sie über Ihren geistigen Zustand aussagt.

ÜBUNG: ACHTSAME ATMUNG

Wenn Sie draußen unterwegs sind, bleiben Sie an einem Ort, an dem Sie sich wohlfühlen, stehen. Nehmen Sie eine entspannte Körperhaltung ein, lassen Sie die Schultern locker, bleiben Sie gleichzeitig aufrecht und öffnen Sie die Brust. Schließen Sie die Augen oder senken Sie Ihren Blick, um sich ganz auf Ihr Inneres zu konzentrieren. Nehmen Sie sich Zeit und spüren Sie, wie sich Ihr Körper in diesem Moment anfühlt. Erspüren Sie Ihre Haltung und wie die Fußsohlen den Boden berühren. Richten Sie Ihre Aufmerksamkeit nun auf Ihre Atmung. Gibt es Bereiche, an denen Sie während des Atmens Bewegung feststellen können? Wenn die Luft durch die Nasenlöcher strömt, sich die Brust hebt und senkt und sich der Bauch sanft bewegt? Es ist wichtig, sich auf die tatsächliche körperliche Empfindung zu konzentrieren, sich nicht nur vorzustellen, wie die Luft hinein- und hinausströmt. Konzentrieren Sie sich ganz auf das Gefühl, das die Atmung an einer bestimmten Stelle auslöst und folgen Sie diesen Empfindungen mit jedem Ein- und Ausatmen – jedem Augenblick. Früher oder später werden Ihre Gedanken abschweifen oder sich in Erinnerungen verlieren. Das ist ganz natürlich, denn so funktioniert unser Verstand. Wichtig ist nur, die Aufmerksamkeit in Momenten wie diesen immer wieder bewusst auf die Atmung zu richten. Wenn Sie sich bereit fühlen, weiten Sie Ihre Aufmerksamkeit auf Ihren gesamten Körper aus – spüren Sie, wie er ruhig dasteht und atmet, wie sich Schultern und Brust heben und senken, die Fußsohlen fest mit dem Boden verwurzelt sind und der ganze Körper rundherum von der Außenwelt umgeben ist. Öffnen Sie nun sanft die Augen und gehen Sie weiter. Achten Sie dabei darauf, die soeben geschaffene Verbindung zu Ihrem Bewusstsein aufrechtzuerhalten, und seien Sie sich bewusst, dass Sie diese Verbindung jederzeit wieder aufbauen können, indem Sie Ihre Aufmerksamkeit ganz auf Ihre Atmung konzentrieren.

ZIELLOSIGKEIT

Meist haben wir, wenn wir gehen, ein Ziel oder Dinge, die dieses Ziel mit sich bringen wird, im Kopf – selbst wenn uns das gar nicht wirklich bewusst ist. Wir gehen zum Supermarkt und denken dabei daran, was wir einkaufen werden, wir gehen zu einem Treffen und denken daran, was wir sagen werden. Selbst wenn wir Wandern, konzentrieren wir uns meist unbewusst darauf, ein bestimmtes Ziel zu erreichen, ganz egal ob es sich dabei um den Gipfel eines Berges oder einen Wasserfall handelt.

Situationen, in denen wir von unseren Gedanken getrieben werden, tauchen auch im Alltag immer wieder auf. Das Wandern stellt eine Möglichkeit dar, sich dessen bewusst zu werden. Erspüren Sie, was Sie fühlen. Richten Sie Ihre Aufmerksamkeit ganz darauf, womit sich Ihr Geist beschäftigt, und lösen Sie sich dann bewusst davon – gehen Sie Schritt für Schritt und genießen Sie jedes Geräusch und jeden Anblick.

Diese Entwicklung hin zum achtsamen und bewussten Wandern ist nicht einfach. Es wird immer wieder Momente geben, in denen Sie in alte Muster verfallen. Es hilft, diese Entwicklung ganz entspannt anzugehen: Erzwingen Sie nichts und nehmen Sie jede Erfahrung so an, wie sie ist – ohne Erwartungen und Ziele.

„Nimm meine Hand.
Wir wollen gehen.
Einfach nur gehen.
Unseren Weg genießen,
ohne an das Ziel zu denken."

THICH NHAT HANH

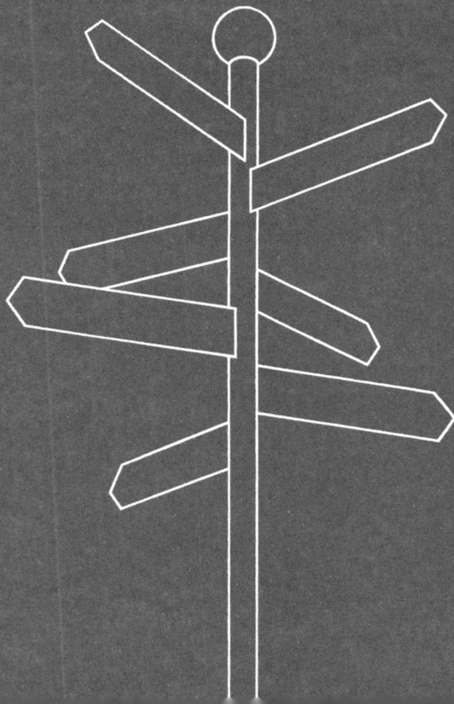

LANGSAMKEIT GENIESSEN

Es gibt eine Verbindung zwischen der Haltung und Bewegung unseres Körpers und unseren Gefühlen, unserer inneren Welt, unserer Stimmung – und diese Verbindung ist spürbar. Wenn Sie müde oder genervt sind, dann richten Sie Ihre Aufmerksamkeit auf Ihre Körperhaltung. Stehen oder sitzen Sie aufrecht oder sind Schultern und Nacken gekrümmt und der ganze Körper sackt in sich zusammen? Versuchen Sie, sich bewusst aufzurichten und sich umzusehen, und schon werden Sie sich besser fühlen. Und vergessen Sie nicht, zu lächeln, denn selbst ein erzwungenes Lächeln verbessert ganz automatisch die Laune.

Auch die Art und Weise, wie wir gehen, sagt etwas über die Verbindung zwischen Körper und Geist aus. Wenn unser Geist sich damit beschäftigt, wohin wir gehen, oder damit, dass wir uns gerade in einem Gespräch befinden, dann gehen wir schneller. Wenn wir bewusst langsamer werden, hat dies auch Auswirkungen auf unsere Gehirnaktivität. Die Langsamkeit ist die körperliche Entsprechung dazu, allen Stress loszulassen und nicht länger zu versuchen, zielgerichtet irgendwohin zu kommen, sondern uns ganz darauf einzulassen, was in diesem Moment geschieht.

Variieren Sie die Gehgeschwindigkeit und spüren Sie, welche Auswirkungen dies auf das Bewusstsein hat. Wenn wir wirklich achtsam wandern und das, was um uns herum ist, aufmerksam betrachten, dann gehen wir ganz automatisch langsamer, als wir es sonst tun würden. Genießen Sie diese Langsamkeit.

Abgesehen davon sind auch Pausen äußerst empfehlenswert – mehr Informationen zum achtsamen Innehalten während des Wanderns finden Sie auf Seite 110.

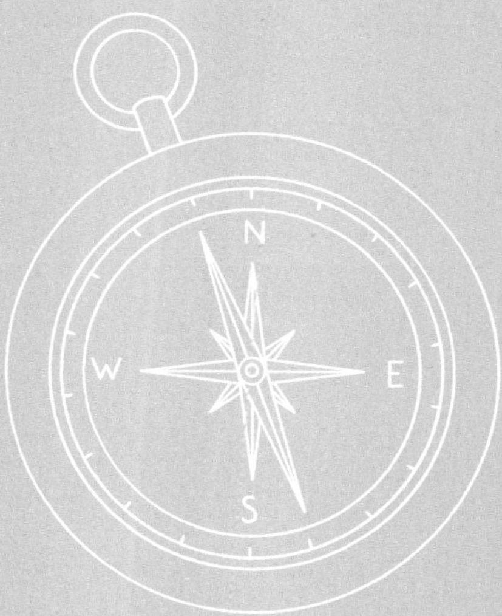

Von all den Arten der Bewegung, die uns Menschen zur Verfügung stehen, ist das Gehen die beste, um langsam zu werden.

SCHNELLE BEWEGUNG

Langsamkeit kann zwar hilfreich sein, aber nicht immer müssen wir langsam werden, um achtsam zu sein.

MANCHMAL HAT DER KÖRPER DAS BEDÜRFNIS, SICH ZU BEWEGEN, ZU LAUFEN, ZU TANZEN!

Oft erleben wir durch schnelle Bewegung echte Freude und Hochgefühle. Kraftvolle Bewegungen führen außerdem zu deutlich erkennbaren Veränderungen im Körper – indem wir die Aufmerksamkeit darauf richten, gelingt es uns, ganz im Hier und Jetzt und in uns und unserem Körper zu sein. Wir können uns vollkommen in diese Empfindungen fallen lassen, in die Schnelligkeit und Tiefe unserer Atemzüge, den Herzschlag, die Bewegung des Blutes, das durch unseren Körper gepumpt wird, und wir spüren die Endorphine, die dadurch ausgeschüttet werden. Wir fühlen uns lebendiger so und wissen die Freude des Augenblicks zu schätzen.

WANDERN UND STILLE

Das Wandern in der Gruppe kann eine angenehme und verbindende Erfahrung sein, eine Möglichkeit, sich auszutauschen und gemeinsam zu genießen. Während man geht, fällt es einem leichter, sich zu unterhalten. Es ist ganz einfach, in ein Gespräch einzusteigen und ebenso leicht, innezuhalten, um das, was uns umgibt, zu schätzen. Allerdings führen Unterhaltungen auch dazu, dass wir uns mit unseren Gedanken beschäftigen, beispielsweise weil wir darüber nachdenken, was unser Gegenüber gerade gesagt hat und wie wir darauf antworten sollen. Es kann sein, dass wir nicht länger wahrnehmen, was um uns herum und in uns vorgeht, sodass wir weniger mit dem Hier und Jetzt im Einklang sind. Daher sind Momente der Stille besonders wichtig.

Die meisten Übungen in diesem Buch sollten still durchgeführt werden. Wenn Sie in einer Gruppe wandern möchten, halten Sie sich an Personen, denen es nichts ausmacht, hin und wieder schweigend zu gehen, oder entfernen Sie sich etwas von der Gruppe. Sie können auch versuchen, andere anzuregen, still zu wandern, um dann wieder zusammenzukommen und Erfahrungen auszutauschen. Viele Menschen, die ich für diese Art des achtsamen Wanderns gewinnen konnte, haben bestätigt, dass sie sich dadurch sogar verbundener fühlten.

Aber auch das Wandern allein eignet sich für Achtsamkeitsübungen. Einige der berührendsten Momente erlebte ich ganz allein in den Bergen. Wenn man allein wandert, hat man Zeit, seinen eigenen Rhythmus zu finden, seiner Intuition zu folgen und in Stille innezuhalten, wann immer einem danach ist. Beim Wandern in der Gruppe ist es besonders schön, Erfahrungen auszutauschen und sich gemeinsam an der Schönheit der Natur zu erfreuen. Aber auch allein sind diese Erfahrungen nicht weniger wert, denn dann bleibt die Beziehung zu uns selbst, in der wir nie wirklich allein sind. Und nur durch viel Zeit in Einsamkeit und Stille lässt sich diese Beziehung vertiefen und festigen.

DIE STILLE WIRD ZUM GEFÄSS FÜR UNSERE ACHTSAMKEIT, SIE HILFT UNS, DIE VERBINDUNG ZUM HIER UND JETZT NICHT ZU VERLIEREN.

INNEHALTEN

Bei dieser Übung ist es notwendig, ganz genau zu beobachten, woran wir während des Wanderns denken, zu erkennen, wie ein Gedanke zum nächsten führt, wie Bilder, Erinnerungen, Vorurteile und Gefühle aufkommen und wieder vergehen. Sind wir hungrig, denken wir an Orte, an denen es Essen gibt, und stellen uns vor, was es dort gibt. Auf dem Weg zurück nach Hause sind wir in Gedanken vielleicht schon im Auto und planen unseren weiteren Tag. Dieses Abschweifen und Vorausdenken ist ganz natürlich, aber nur wenn wir uns dessen bewusst werden, sind wir in der Lage, uns entweder wirklich auf diese Gedanken einzulassen oder unsere Aufmerksamkeit auf andere Dinge zu richten.

Während des Wanderns gibt uns das Innehalten die Möglichkeit, den Geist zur Ruhe kommen zu lassen und wieder zu unserer Mitte zu finden. Schließen Sie dazu die Augen, spüren Sie Ihre Fußsohlen auf dem Boden und atmen Sie einige Male tief ein und aus. Fragen Sie sich, ob es wirklich notwendig ist, Ihre Aufmerksamkeit auf das zu richten, woran Sie gerade denken. Vielleicht ist es das, vielleicht können Sie sich aber auch davon lösen und einfach nur wandern. Diese Übung hilft nicht nur, die Aufmerksamkeit immer wieder auf den Moment zu richten, sondern auch, uns mit unseren Denkmustern vertraut zu machen. Seien Sie dabei sanft zu sich und begegnen Sie Ihren Gedanken mit Wohlwollen. Manchmal führen diese ein Eigenleben und wer lernen möchte, damit umzugehen, braucht einen starken Willen, Geduld und Mitgefühl für sich selbst. Wenn wir uns für unsere Gedanken verurteilen oder gegen sie ankämpfen, macht uns das erschöpft und entmutigt. Öffnen Sie die Augen, schauen Sie um sich und wandern Sie weiter – so schaffen Sie es, die Aufmerksamkeit und die Klarheit, die Sie durch das Innehalten gewonnen haben, mitzunehmen.

Gleichzeitig kann es beim Innehalten hilfreich sein, die Körperhaltung anzupassen: Stehen Sie aufrecht und stolz und zugleich entspannt und vollkommen geöffnet, um Ihre Aufmerksamkeit wieder auf das Hier und Jetzt zu lenken.

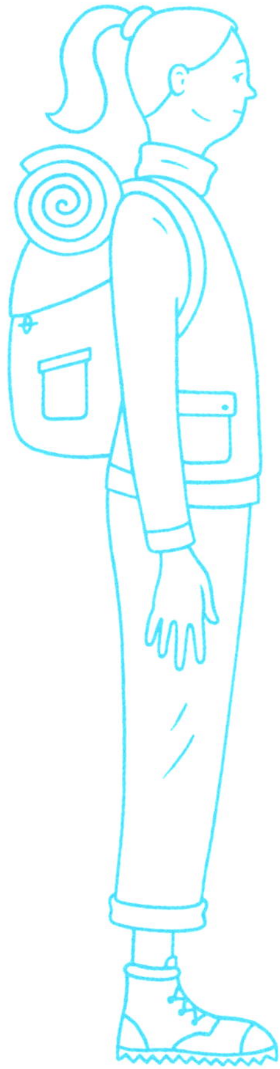

ÜBUNG: INNEHALTEN

Sie stellen fest, dass Ihre Gedanken immer wieder abschweifen.

4. Öffnen Sie die Augen und nehmen Sie bewusst wahr, was um Sie herum geschieht – konzentrieren Sie sich dabei auf das Bewusstsein der Präsenz Ihres Körpers.

5. Gehen Sie nun weiter und versuchen Sie, dieses Gefühl der Ruhe, des Geerdet-Seins und des Im-Moment-Ruhens mit auf den Weg zu nehmen und sich davon begleiten zu lassen.

1. Machen Sie eine Pause, nehmen Sie eine bequeme und entspannte Haltung ein und schließen Sie die Augen oder senken Sie den Blick.

2. Fragen Sie sich: „Ist es notwendig, mich jetzt mit diesen Gedanken zu beschäftigen?" Wenn nicht, erlauben Sie sich bewusst, sich von ihnen zu lösen.

3. Richten Sie Ihre Aufmerksamkeit auf Ihren Körper, spüren Sie, wie die Fußsohlen den Boden berühren, und konzentrieren Sie sich darauf, tief ein- und auszuatmen.

AUF DIE SINNE VERTRAUEN

Beim Wandern begegnen wir der Welt mithilfe unserer Sinne – dem Sehsinn, dem Tastsinn, dem Hörsinn, dem Geruchssinn und dem Geschmackssinn. Indem wir dem, was wir durch unsere Sinne wahrnehmen, Aufmerksamkeit schenken, erleben wir jeden Moment ganz bewusst.

Wir haben ein unglaubliches Denk-, Interpretations-, Erinnerungs- und Vorstellungsvermögen. Diese Fähigkeiten sichern unser Überleben, sie können uns aber auch von dem tatsächlichen Erleben des Moments ablenken, da unsere Aufmerksamkeit begrenzt ist. Wenn wir uns mit unseren Gedanken befassen, nimmt uns das die Möglichkeit, den Reichtum, der in jedem Moment liegt, zu erkennen. Sich seiner Sinne bewusst zu werden, heißt aber dennoch nicht, an nichts mehr zu denken – im Gegenteil: Dadurch schaffen wir Raum für unsere Gedanken.

Das Wandern in der Natur gibt uns die Möglichkeit, unsere Sinne zu erforschen. Gehen Sie dabei neugierig vor, als wären Sie ein Kind, das die Welt ganz neu entdeckt. Lassen Sie alles zurück, was Sie zu wissen glauben – und Sie werden die Welt mit ganz neuen Augen sehen. Wenn wir etwas bereits kennen, dann ist es gar nicht so leicht, unsere Aufmerksamkeit bewusst darauf zu richten: Wenn wir etwa einen Baum sehen und unser Verstand sagt uns „Eiche", dann steht dahinter ein Konzept, ein Name, etwas, das wir kennen, und wir verlieren das Interesse daran – weil unser Verstand Wichtigeres zu tun hat. Sind wir hingegen neugierig und voller Nicht-Wissen, dann sind wir in der Lage, uns mit der tatsächlichen und unmittelbaren Erfahrung des Baumes, seinen Formen, Farben, Bewegungen, Geräuschen und Gerüchen zu beschäftigen. Der Schleier des konzeptuellen Denkens lüftet sich, wir fühlen uns lebendig und unsere Sinne treffen unmittelbar auf die Welt um uns herum und lassen uns diese unvoreingenommen entdecken.

Die Übungen auf den folgenden Seiten helfen Ihnen dabei, Ihre Sinne zu schärfen und die ganze mögliche Bandbreite Ihrer Aufmerksamkeit zu erleben.

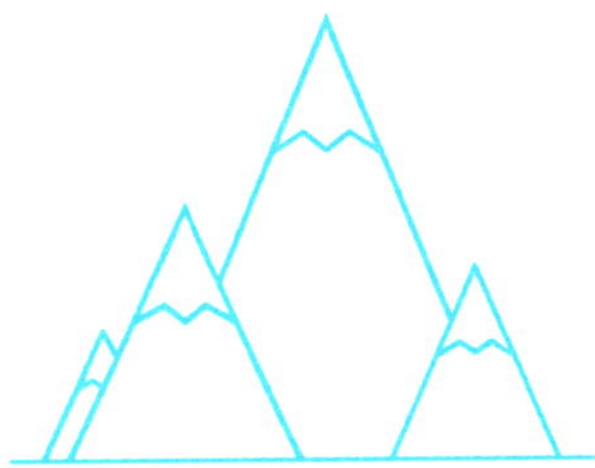

Vergiss nicht,
stehenzubleiben,
um an Rosen
zu riechen.

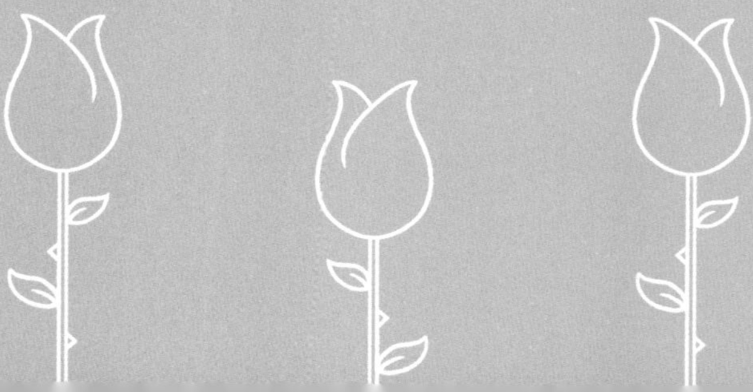

KÖRPERBEWUSSTSEIN

Ein gesundes Körperbewusstsein ist grundlegend für das bewusste Wahrnehmen des Moments, denn Körperempfindungen geschehen immer im Moment, im Hier und Jetzt. Sind wir mit diesen Empfindungen in Einklang, hilft uns das wiederum, unseren Körper wirklich zu spüren und ein gesundes Körperbewusstsein zu entwickeln. Das wird in unterschiedlichsten Meditationsrichtungen berücksichtigt – von der Konzentration auf die Atmung bei der sitzenden Meditation über das Spüren der Fußsohlen bei der Gehmeditation bis hin zu den Bewegungen des Körpers und der Atmung beim Yoga, Qigong oder Tai Chi.

Und auch wenn wir wandern und mit der natürlichen Welt um uns herum in Kontakt treten, entwickeln wir unser Körperbewusstsein weiter – denn wir sind in der Lage, uns wirklich zu spüren.

ÜBUNG:
DAS KÖRPERBEWUSSTSEIN STÄRKEN

Suchen Sie sich einen ruhigen, ungestörten Ort, an dem Sie sich wohlfühlen – etwa im Garten oder auf einer einsamen Lichtung im Wald. Stellen oder setzen Sie sich entspannt hin und schließen Sie die Augen. Nehmen Sie sich Zeit, um zu spüren, wie sich Ihr Körper anfühlt, während er den Boden berührt. Es ist wichtig, dass Sie Ihre ganze Aufmerksamkeit auf diese Empfindung richten und sie vollkommen spüren, anstatt sie sich nur vorzustellen oder über sie nachzudenken. Erlauben Sie Ihrem Bewusstsein, zur Ruhe zu kommen und sich in diese Empfindung fallen zu lassen. Wenn Sie sich bereit fühlen, weiten Sie Ihre Aufmerksamkeit auf den ganzen Körper aus. Spüren Sie Ihren Herzschlag und die Bewegung, die bei jedem Atemzug im Körper entsteht. Richten Sie Ihre Aufmerksamkeit dann darauf, wo Ihr Körper mit der Welt um Sie herum in Kontakt tritt: Spüren Sie den Wind oder die Wärme der Sonne auf der Haut. Es kann sein, dass Ihre Gedanken währenddessen abschweifen – keine Sorge, das ist ganz natürlich. Es ist nur wichtig, dass Sie sich dessen bewusst werden, um die Aufmerksamkeit wieder auf den Körper richten zu können. Immer wenn Sie merken, dass Ihre Gedanken abschweifen, lenken Sie Ihre Aufmerksamkeit ruhig und ohne zu urteilen wieder zurück zu Ihrem Körper.

Wenn Sie sich bereit fühlen, öffnen Sie die Augen und achten Sie darauf, wie Sie sich dabei fühlen. Entdecken Sie nun die Welt mithilfe Ihres Tastsinns. Je neugieriger und offener Sie dabei sind, desto einfacher ist es – versuchen Sie, absolut urteilsfrei vorzugehen. Legen Sie sich ins Gras, erforschen Sie eine Baumrinde mit den Fingerkuppen, berühren Sie Ihre Haut mit einem Blatt oder spüren Sie den Wind und die Wärme der Sonne auf der Haut. Wenn Sie möchten, können Sie die Augen dabei auch wieder schließen. Nehmen Sie bewertende Gedanken und den Drang, etwas anderes zu tun, wahr und sehen Sie diese als gedankliche Ereignisse, die Sie nur vom Reichtum des Moments ablenken.

Wiederholen Sie diese Übung, wann immer Sie möchten, um das Körperbewusstsein zu stärken und ganz im Moment zu sein.

DER SEHSINN

Für die meisten Menschen ist der Sehsinn der wichtigste Sinn. Aber erst wenn wir wirklich bewusst sehen, wird uns klar, wie viel wir eigentlich nicht sehen: Es gibt so viele Dinge, die da sind, an denen wir aber vorbeigehen, ohne sie zu bemerken.

Beim Wandern gibt es so vieles zu sehen und zu entdecken. Indem wir daran arbeiten, unsere Aufmerksamkeit auf unseren Sehsinn zu richten, begegnen wir der Welt um uns herum offener und aufmerksamer. Kleine Kinder scheinen ganz natürlich mehr im Moment zu leben und das liegt vermutlich vor allem daran, dass viele Erfahrungen für sie vollkommen neu sind. Versuchen Sie daher, die Welt mit den Augen eines Kindes zu sehen: Lösen Sie sich bewusst von dem, was Sie zu wissen glauben, und betrachten Sie die Dinge um Sie herum, als würden Sie sie zum allerersten Mal sehen.

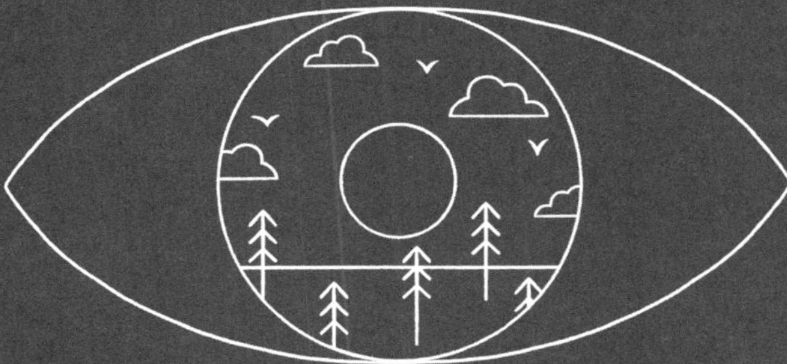

„Die wahren Entdeckungsreisen bestehen nicht darin, neue Landschaften aufzusuchen, sondern neue Augen zu haben.“

MARCEL PROUST

ÜBUNG: SEHEN

Bleiben Sie eine Weile ganz still mit geschlossenen Augen stehen oder sitzen und werden Sie sich bewusst, wie Ihr Körper sich anfühlt, wie er den Boden berührt und wie Sie ein- und ausatmen. Erlauben Sie sich, ganz in diesem Moment anzukommen und lassen Sie alle Gedanken sanft los. Wenn Sie sich bereit fühlen, öffnen Sie die Augen und richten Sie Ihren Blick auf einen Punkt auf dem Boden. Versuchen Sie, Ihren Blick mit Frische und einem Gefühl des Neuen auf das zu richten, was Sie nun sehen: alle Farben, Formen und Bewegungen. Meist versucht unser Verstand, die Dinge zu benennen – „Gras", „Zweig", „Blatt" –, versuchen Sie, sich davon zu lösen und einfach nur wahrzunehmen, was Sie sehen. Nehmen Sie sich dann Zeit, um den Blick schweifen zu lassen, und erweitern Sie so nach und nach Ihr Sichtfeld. Heben Sie Dinge auf, um Sie genauer zu betrachten. Gehen Sie ein paar Schritte und erkunden Sie die Umgebung. Betrachten Sie die Spiegelung des Himmels in einem Wassertropfen, die Musterung des Panzers eines Käfers oder die feinen Verästelungen von Moos oder Flechten. Erforschen Sie die Welt aus allen möglichen Winkeln – von weit weg bis ganz nah.

DER HÖRSINN

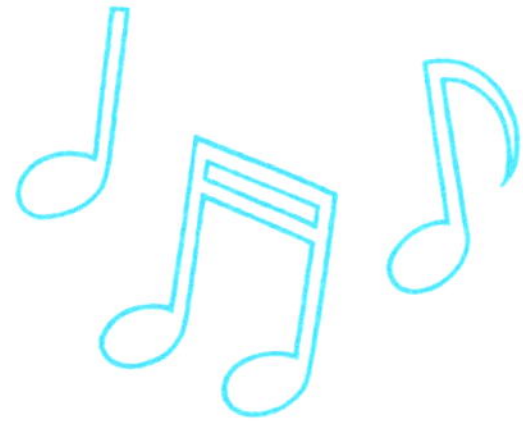

Alles um uns herum sendet Vibrationen aus, die auf das Trommelfell treffen und anschließend vom Gehirn interpretiert werden – durch sie erhalten wir unglaublich viel Information: Sie ermöglichen es uns, Musik, Straßenlärm und Vogelgezwitscher zu hören. Und zugleich machen sie es uns möglich, zu sprechen und uns anderen mitzuteilen.

Geräusche verändern sich ständig, dringen in unser Bewusstsein ein und vergehen wieder. Sie spiegeln die sich ständig verändernde, vergängliche Natur unserer Erfahrungen wider: Jedes Geräusch ist mit Konzepten, Vorurteilen und Bildern verknüpft, die unser Verstand interpretiert. Auch der Hörsinn gibt uns die Möglichkeit, uns in das Hier und Jetzt zu vertiefen, alle vorgefertigten Konzepte loszulassen und ganz im Moment zu sein.

ÜBUNG: HÖREN

Suchen Sie sich einen ruhigen Ort, setzen Sie sich, wenn Sie möchten, hin und schließen Sie die Augen. Beginnen Sie diese Übung, indem Sie sich einige Momente Zeit nehmen, um ganz ruhig zu werden und Ihren Körpers bewusst wahrzunehmen. Richten Sie Ihre Aufmerksamkeit dann auf das, was Sie hören – auf die unglaublich reiche Welt der Klänge.

Nehmen Sie die unterschiedlichen Geräusche wahr, die in Ihr Bewusstsein dringen: Einige sind weit entfernt, andere ganz nah. Vertiefen Sie sich in die direkte Erfahrung dessen, was Sie hören, und nehmen Sie die Art, die Höhe, die Dauer und die Lautstärke der verschiedenen Geräusche wahr. Sie müssen dabei nichts tun – erlauben Sie den Geräuschen, zu Ihnen zu kommen, und nehmen Sie sie auf. Vielleicht hören Sie sogar die Stille zwischen den Geräuschen. Wenn Ihr Verstand beginnt, die Geräusche zu interpretieren, lösen Sie sich davon und richten Sie Ihre Aufmerksamkeit wieder auf die unmittelbare Erfahrung des Hörens. Öffnen Sie dann die Augen und versuchen Sie, sich weiter nur auf das zu konzentrieren, was Sie hören.

Stehen Sie nun auf und gehen Sie. Achten Sie dabei darauf, wie die Geräusche sich verändern – vielleicht hören Sie Ihre Schritte, den Wind, Verkehr oder Wasserrauschen. Einige Geräusche sind angenehm – Vogelgezwitscher, das Plätschern eines Baches –, andere sind nicht so schön – etwa Verkehrslärm. Achten Sie darauf, wie sich angenehme, unangenehme und neutrale Geräusche anfühlen. Seien Sie dabei allen Geräuschen gegenüber offen, ohne zu urteilen, und erlauben Sie ihnen, zu entstehen, zu verweilen und dann wieder zu vergehen.

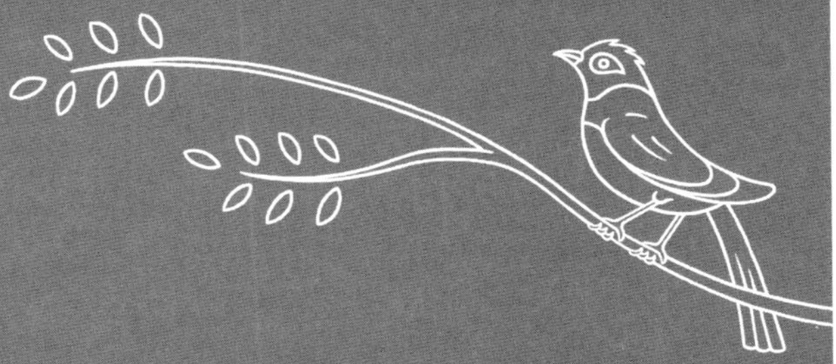

DER GERUCHSSINN

Der Geruchssinn ist nicht ganz so auffällig wie die anderen Sinne. Meist achten wir nur darauf, was wir riechen, wenn etwas besonders stark riecht – ganz egal ob angenehm oder unangenehm. Wie bei den anderen Sinnen wird uns erst dann klar, was wir riechen, wenn wir uns ganz gezielt darauf konzentrieren.

Der Geruchssinn ist besonders stark mit unserem Erinnerungsvermögen verknüpft – bestimmte Gerüche können Bilder oder sogar Gefühle aus der Vergangenheit wieder heraufbeschwören. Sich während des Wanderns bewusst auf diesen Sinn zu konzentrieren, stellt eine weitere Möglichkeit dar, unmittelbar mit der Welt um uns herum und unseren Erfahrungen in Kontakt zu treten.

ÜBUNG: RIECHEN

Suchen Sie sich einen ungestörten Ort und nehmen Sie sich Zeit, um Ihre Aufmerksamkeit ganz auf den Moment zu richten. Spüren Sie Ihren Körper und Ihre Atmung und lösen Sie sich von Gedanken und Sorgen. Konzentrieren Sie sich nun auf die Luft, die durch Ihre Nasenlöcher strömt. Riechen Sie etwas? Wenn ja, wie riecht es? Süß, scharf, frisch, blumig? Öffnen Sie dann die Augen und erforschen Sie Ihre Umgebung mit Ihrem Geruchssinn – riechen Sie an Blättern, Blüten und der Rinde von Bäumen. Wenn dadurch Bilder oder Erinnerungen aufkommen, lassen Sie diese zu. Vielleicht kommentiert Ihr Verstand, was Sie tun – durch Gedanken, Gefühle oder Urteile und indem er Sie Vergnügen, Freude, Neugier, Ablehnung oder sogar Langeweile erleben lässt. Machen Sie sich in diesen Momenten bewusst, dass es kein Richtig oder Falsch gibt, es geht nur darum, alles mit Neugier zu betrachten und in sich aufzunehmen. Versuchen Sie, sich diese Neugier bei allen Ihren Wanderung zu spüren.

ACHTSAMES WANDERN

Bei den vorherigen Übungen ging es darum, sich der einzelnen Sinne bewusst zu werden und sie zu schärfen. Dadurch sind wir in der Lage, unglaublich viele Details, die wir normalerweise nicht wahrnehmen, zu entdecken. Unsere Sinne helfen uns zudem dabei, unsere Aufmerksamkeit bewusst und zielgerichtet zu kontrollieren, anstatt unsere Gedanken ziellos umherschweifen zu lassen.

Genauso wie es möglich ist, die Aufmerksamkeit auf einen bestimmten Teilbereich unserer Wahrnehmung zu richten, etwa darauf, was wir sehen oder hören, ist es möglich, eine offene, ungerichtete, „bedingungslose" Aufmerksamkeit zu entwickeln. Durch sie ist es uns möglich, uns während des Wanderns all unseren Sinnen zu öffnen und alles wahrzunehmen, was sie uns mitteilen: Geräusche, Empfindungen, Gerüche, was wir sehen – die ganze Bandbreite unserer Erfahrung. Diese Art der Aufmerksamkeit schenkt uns Gelassenheit und Offenheit: Sie lässt uns achtsam werden.

ÜBUNG: ACHTSAMES WANDERN

Nehmen Sie während des Wanderns alles, was Sie hören, sehen, riechen und fühlen, wahr. Manchmal zieht eine bestimmte Sinneserfahrung unsere Aufmerksamkeit in ihren Bann, etwa ein Geräusch oder ein besonderer Anblick. Lassen Sie dies zu, bevor Sie Ihre Aufmerksamkeit wieder ausweiten. Gedanken und Gefühle kommen und gehen und stellen nur einzelne Aspekte der Erfahrung dar, halten Sie sie kurz fest, wenn Sie können, und lassen Sie sie dann wieder los. Wenn sich Ihr Geist unbewusst in einen bestimmten Gedanken vertieft und Sie dadurch abgelenkt sind, richten Sie Ihre Aufmerksamkeit wieder bewusst auf Ihre Atmung oder das Gefühl Ihrer Fußsohlen auf dem Boden und weiten Sie Ihre Aufmerksamkeit anschließend wieder auf alle Sinne aus. Es dauert, bis man auf diese Weise mit seinem Bewusstsein arbeiten kann, also lassen Sie sich nicht entmutigen, wenn es nicht auf Anhieb klappt. Erzwingen Sie nichts, und bleiben Sie geduldig, neugierig, gelassen und offen.

Diese Übung gibt uns die Möglichkeit, uns selbst zu spüren, da wir uns der Welt um uns herum, die sich deutlich von uns abgrenzt, bewusst werden. Wir haben die Möglichkeit, die Grenzen zwischen „Ich" und „Außenwelt" mithilfe unserer erweiterten Aufmerksamkeit aufzulösen. Das hilft uns, unser Selbstgefühl zu entwickeln und wirklich achtsam zu sein.

WANDERN ALS HERAUSFORDERUNG

Manchmal ist das Wandern schwierig oder sogar unangenehm: Durch Müdigkeit, einen steilen Anstieg, schmerzende Füße, einen Wolkenbruch oder einen überlaufenen Weg kehren weder Ruhe noch Einsamkeit ein. Situationen wie diese sind Möglichkeiten, zu erkennen, wie wir mit unangenehmen Erfahrungen umgehen. Das bereichert nicht nur die Wandererfahrung, sondern die gewonnenen Erkenntnisse lassen sich auch auf andere Alltagssituationen übertragen.

Beobachten Sie zunächst, was Sie in Momenten wie diesen fühlen. Oft machen wir andere Dinge für unsere Unzufriedenheit verantwortlich: der steile Anstieg, der Regen, andere Menschen. Versuchen Sie stattdessen, sich darauf zu besinnen, was wirklich los ist. Müde Beine, ein beschleunigter Herzschlag, das Gefühl des Regens auf der Haut oder der Anblick und die Geräusche anderer Menschen – diese Erfahrungen sind meist nicht an sich schlecht, wir beurteilen sie nur als unangenehm: „Dieser Berg ist zu steil, ich bin müde", „Ich bin nass, mir ist kalt – ich wünschte, es würde nicht regnen", „Es ist ein schöner Tag, aber noch schöner wäre es ohne all die Menschen". Es ist unsere Interpretation der Erfahrung, die dazu führt, dass wir uns schlecht fühlen – das geschieht meist, wenn wir das, was ist, ablehnen und uns wünschen, alles wäre anders. In diesen Momenten muss uns bewusst werden, dass wir die Umstände meist ändern können, wir können nur lernen, anders auf sie zu reagieren.

ÜBUNG: UNANGENEHME ERFAHRUNGEN

Wenn Sie während des Wanderns unangenehme Erfahrungen machen, befolgen Sie folgende Schritte, um sich bewusst zu werden, was tatsächlich geschieht.

1. Achten Sie darauf, welche Erfahrungen Sie machen und was Sie um sich herum hören und sehen.
2. Wie interpretieren Sie diese Erfahrungen? Verspüren Sie Widerstand gegen sie?
3. Akzeptieren Sie diesen und versuchen Sie, sich davon zu lösen. Urteilen Sie nicht – Widerstand ist ganz natürlich.
4. Kommen Sie zurück zu ihrer Erfahrung und versuchen Sie, diese zu akzeptieren und so anzunehmen, wie sie ist – Schritt für Schritt und Atemzug für Atemzug.

UNSER PLATZ IN DER NATÜRLICHEN WELT

Das Wandern hilft uns dabei, uns der natürlichen Welt und des Kreislaufs des Lebens, der unsere Existenz ermöglicht, bewusst zu werden. Das ist heutzutage aufgrund der sich ständig wandelnden Lebensstile und der Umweltveränderungen wichtiger als je zuvor. Die meisten von uns arbeiten in geschlossenen Räumen, durch die technologischen Entwicklungen verbringen wir viel Zeit vor dem Bildschirm und wir müssen nicht mehr nach draußen gehen, um zu jagen oder unser Essen anzubauen – wir gehen einfach in den Supermarkt. So haben wir uns nach und nach vom ewigen Kreislauf aus Wachstum, Leben und Tod entfernt.

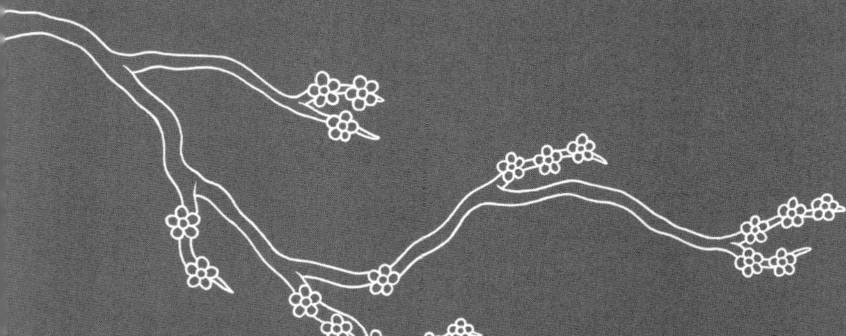

Mittlerweile ist man überzeugt, dass diese Entfremdung von der Natur und ihren Funktionsweisen nicht nur Einfluss auf das emotionale und psychologische Wohlbefinden hat, sondern auch bestimmt, wie wir mit der Umwelt und unserem Planeten umgehen. Das hat unter anderem dazu geführt, dass es inzwischen Programme gibt, die Kindern den Umgang mit der Natur wieder näher bringen sollen, zur Begrünung von Städten und zur Einrichtung von Gemeinschaftsflächen zum Gärtnern. Ich glaube nicht, dass wir in absoluter Abgeschiedenheit sein müssen, um unsere Verbindung zur Natur zu spüren. Wenn wir uns offen und bewusst umsehen, gelingt es uns, durch den Anblick eines Vogels oder einer Pflanze, die durch den Asphalt bricht, oder den Geruch von blühenden Blumen im Frühling, eine Verbindung über die rein menschengemachte Welt hinaus zu schaffen – sogar in der Stadt.

Die folgenden Übungen helfen dabei, die Natur um uns herum und unseren Platz in ihr zu erkennen und unsere Verbindung mit der natürlichen Welt bewusst zu stärken.

DIE VERBINDUNG MIT DER NATÜRLICHEN WELT STÄRKEN

Sich bewusst Zeit nehmen
Versuchen Sie, sich jeden Tag etwas Zeit zu nehmen (fünf Minuten sind bereits genug!), um Ihre Aufmerksamkeit auf die natürliche Welt um Sie herum zu richten. Machen Sie einen kurzen Morgenspaziergang im Garten oder im Wald und lauschen Sie dem Gesang der Vögel oder verlegen Sie Ihre Mittagspause nach draußen und nehmen Sie bewusst wahr, was um Sie herum geschieht.

Andenken sammeln
Wenn Sie einen besonderen Ort aufsuchen oder einen berührenden Moment in der Natur erleben, nehmen Sie ein Andenken mit nach Hause – einen kleinen Stein, eine Feder, ein Stück Treibholz oder eine Muschel. Dieses Andenken erinnert Sie zu Hause an Ihr Erlebnis in der Natur.

Natürlichen Impulsen folgen
Seien Sie neugierig, wenn Sie wandern, und folgen Sie den Dingen, die Ihre Aufmerksamkeit auf sich ziehen. Betrachten Sie die Musterung auf dem Panzer eines Käfers, folgen Sie dem leisen Wasserplätschern zu einem verborgenen Fluss und nehmen Sie sich Zeit, die Rinde eines Baumes und alles Leben darauf genau zu betrachten.

Die Welt mit anderen Augen sehen

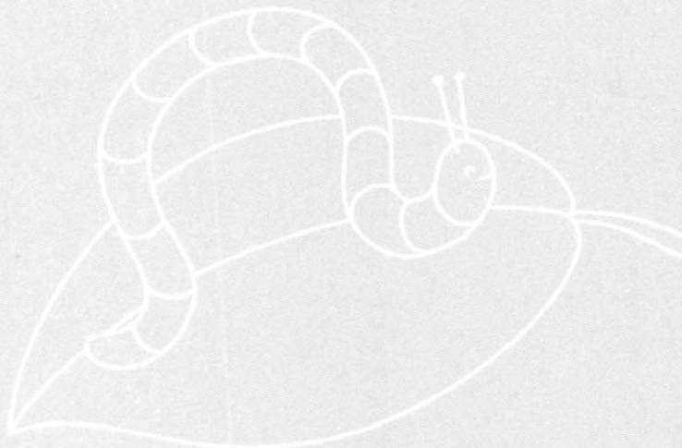

Wenn Sie in der Natur sind, versuchen Sie, die Welt um Sie herum wahrzunehmen, wie das die Tiere oder Pflanzen, die Sie sehen, tun: wie ein Vogel, der am Himmel kreist und nach Beute oder Material für sein Nest Ausschau hält, wie ein Eichhörnchen, das Nüsse für den Winter sammelt, wie eine Raupe auf der beschwerlichen Reise bis zum Ende eines Zweiges. Wenn wir die Welt mit anderen Augen sehen, wird uns bewusst, dass wir nicht der Mittelpunkt sind, um den sie sich dreht – und wir erkennen den unglaublichen Reichtum des Lebens.

Natürlicher Ursprung
Alles um uns herum – von Nahrungsmitteln über Möbel und Autos bis hin zum Smartphone – hat seinen Ursprung in der Natur. Nehmen Sie einen beliebigen Gegenstand und denken Sie darüber nach, wie er in seine jetzige Form gebracht wurde. Stellen Sie sich alle Schritte, alle Menschen und alle Vorgänge vor, die notwendig waren, um den Gegenstand zu dem zu machen, was er ist, und verfolgen Sie diese zurück zu den natürlichen Ursprüngen des Gegenstands.

Die Perspektive wechseln
Sogar in der Stadt gibt es Bäume, Pflanzen und Tiere, die angenehme Anblicke inmitten der urbanen Welt darstellen. Wechseln Sie die Perspektive und stellen Sie sich vor, dass die Gebäude der Stadt in der Natur existieren und dass überall zwischen ihnen Bäume und Pflanzen zum Vorschein kommen.

Ganz nah herangehen
Suchen Sie sich einen kleinen Bereich, etwa einen alten Baumstumpf, ein Stück Flussufer oder ein Fleckchen Wiese, und gehen Sie ganz nah heran. Achten Sie darauf, was Sie sehen: Wie ist der Boden beschaffen, was verrottet dort, was wächst, wo bewegt sich etwas, Insekten, Würmer ... ? Nehmen Sie alles wahr, was in diesem kleinen Teil der Welt vor sich geht.

Verschiedenartigkeit erkennen
Achten Sie auf die verschiedenen Pflanzen und Tiere, die Sie sehen. Es geht nicht darum, diese benennen zu können, sondern sich ihrer Form, ihrer Farben und ihrer Bewegungen bewusst zu werden und all das mit Neugier und Interesse zu betrachten.

Sammeln
Die Suche nach Nahrung – von Beeren über Pilze und Nüsse bis hin zu Pflanzen – hilft uns, unseren Platz in der Nahrungskette zu erkennen. So nehmen wir eine aktive Rolle ein und sind nicht länger nur Beobachter: Wir müssen uns bewegen und Energie aufwenden, um mit Nahrung belohnt zu werden. Informieren Sie sich zuvor, welche Pflanzen, Beeren und Pilze unbedenklich genießbar sind!

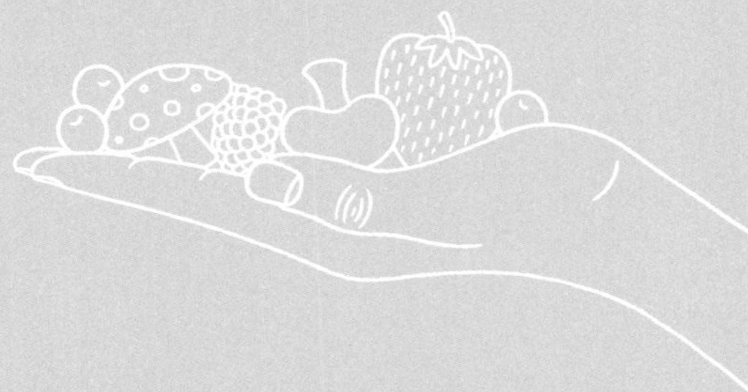

VERBINDUNG SPÜREN

Viele Weisheitstraditionen haben schon vor langer Zeit erkannt, dass die Menschen dazu neigen, sich abgegrenzt von der sie umgebenden Welt zu betrachten. So wurden bestimmte Übungen entwickelt, die helfen sollen, ein tiefgehendes Verständnis für unsere Verbundenheit mit allem, was uns umgibt, zu erlangen. Die folgenden Übungen geben uns die Möglichkeit, die natürlichen Kreisläufe des Lebens um uns herum zu erkennen und unseren Platz in und unsere Verbindung mit der Natur zu erkennen. Sie basieren auf den vier Elementen Luft, Erde, Wasser und Feuer. Es ist dabei nicht von Bedeutung, an die metaphysische Bedeutung dieser Elemente zu glauben – sie bieten vielmehr eine Grundlage, mit deren Hilfe wir unsere Verbindungen mit der Welt um uns herum erkennen und die von uns selbst geschaffene Abgrenzung überwinden können.

Diese Übungen sollten in der Natur durchgeführt werden: Machen Sie während einer Wanderung eine kurze Pause, finden Sie einen ruhigen Ort, setzen Sie sich hin, schauen Sie sich um und spüren Sie sich und die Welt, die Sie umgibt.

„Wenn du erkennst, dass es dir an nichts fehlt, dann gehört dir die ganze Welt.“

LAOZI

ÜBUNG: LUFT

Beginnen Sie diese Übung damit, Ihre Aufmerksamkeit auf Ihre Atmung zu richten. Spüren Sie die Luft, die in Sie hinein und aus Ihnen hinaus strömt. Wenn wir das Licht der Welt erblicken, beginnen wir zu atmen, und wir hören nicht auf damit – bis zu unserem letzten Atemzug. Die Atmung ist wie ein Faden, der jeden Moment unseres Lebens mit dem nächsten verbindet. Mit jedem Atemzug nehmen wir lebensnotwendigen Sauerstoff auf, der in jede Zelle des Körpers transportiert wird. Machen Sie sich bewusst, wie wir alle auf die uns umgebende Luft und die Fähigkeit, zu atmen, angewiesen sind. Sehen Sie sich um und erkennen Sie, dass überall Luft ist. Spüren Sie sie auf Ihrer Haut, etwa in Form des Windes, und erkennen Sie, dass das die gleiche Luft ist, die wir atmen und die uns alle am Leben hält.

Konzentrieren Sie sich jetzt auf die Pflanzen, Bäume oder Tiere, die Sie sehen. Erkennen Sie, dass die Luft, die Sie einatmen, bereits zahlreiche andere Lebewesen am Leben erhalten hat. Spüren Sie, wie sich mit jedem Atemzug die Grenze zwischen Ihnen und der Welt um Sie herum ein bisschen mehr auflöst.

Machen Sie sich bewusst, dass jede Pflanze, jeder Baum, jedes lebendige Wesen von der gleichen Luft erhalten wird, die uns umgibt und die wir Tag für Tag ein- und ausatmen.

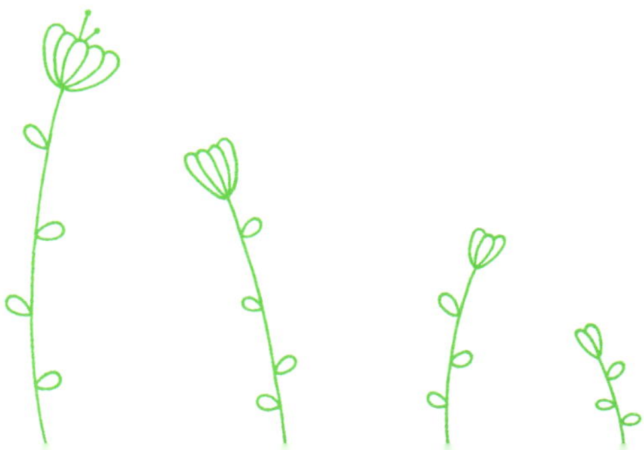

Wir können wochenlang ohne Nahrung überleben, aber ohne Wasser sterben wir nach wenigen Tagen.

ÜBUNG: WASSER

Kommen Sie zur Ruhe, entspannen Sie sich und konzentrieren Sie sich ganz auf Ihren Körper. Schließen Sie die Augen und vertiefen Sie sich in das Gefühl der Stabilität, das Ihnen Ihr Körper gibt. Machen Sie sich nun bewusst, dass der Körper, obwohl er so stabil erscheint, doch zu 50–65 Prozent aus Wasser besteht – das damit für uns lebensnotwendig ist.

Öffnen Sie die Augen und nehmen Sie die Welt um Sie herum in sich auf. Achten Sie darauf, wo überall Wasser ist: in den Wolken am Himmel, in dem rauschenden Fluss und in den Regentropfen, die sich auf den Blättern und dem Gras sammeln. Machen Sie sich bewusst, dass dies das gleiche Wasser ist, welches unseren Körper erfüllt, wir zu uns nehmen und wieder ausscheiden. Es durchströmt uns genauso wie es durch die Flüsse ins Meer fließt, wie es verdunstet und als Regen wieder auf die Erde fällt, es ist das gleiche Wasser, das Bäume und Pflanzen mithilfe ihrer Wurzeln aufnehmen – spüren Sie, wie jedes Lebewesen Teil dieses ewigen Kreislaufes ist. Wie viele andere Wesen hat dieses Wasser durchströmt, dass nun Sie trinken? Wir und alle anderen Lebewesen bestehen aus Wasser, es fließt in uns und in der Welt um uns herum. Wir sind Teil dieses ewigen Kreislaufs.

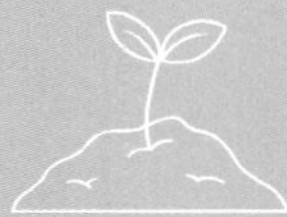

ÜBUNG: ERDE

Beginnen Sie diese Übung, incem Sie sich – im Stehen oder im Sitzen – ganz auf Ihren Körper konzentrieren. Spüren Sie sein Gewicht, seine Grenzen und vertiefen Sie sich in das Gefühl der Stabilität des Körpers. Unser Körper besteht aus einem Zusammenschluss von (etwa 30 Billionen) Zellen, die aus dem bestehen, was wir, unsere Mütter und Väter gegessen und getrunken haben. Öffnen Sie nun die Augen und sehen Sie sich um. Spüren Sie dabei den festen Boden unter Ihren Füßen. Alles um uns herum – Tiere und Pflanzen, Luft, Erde, Steine und Ozeane –, enthält die gleichen Elemente und Mineralstoffe. Betrachten Sie, wie Blätter und Zweige langsam verrotten und so anderen Pflanzen wieder Nahrung geben. Die Mineralstoffe im Boden werden Teil der Nahrungsmittel, die wir anbauen, und sie werden zu uns, wenn wir diese essen. Machen Sie sich bewusst, dass auch wir Teil dieses Prozesses sind: Unser Körper ist eins mit diesem sich ständig verändernden Kreislauf, der alles bestimmt.

Denken Sie über diese Verbindung nach, wandern Sie und entdecken Sie Wachstum und Verfall – die ständige Umwandlung des Elements Erde und der Mineralstoffe.

Unsere Knochen,
unser Blut, unsere
Organe und unsere
Haut sind nur ein
temporärer Ausdruck
der mit allem in
Verbindung stehenden
Mineralstoffe, für die
das Element Erde steht.

Genauso wie wir
auf die Luft, die wir
atmen, das Wasser
und die Mineralstoffe
aus der Erde
angewiesen sind,
brauchen wir Hitze
und Energie.

ÜBUNG: FEUER

Das Element Feuer steht für Hitze, Energie und Licht. Führen Sie diese Übung an einem sonnigen Tag oder vor einem Lager- oder Kaminfeuer durch.

Der Körper braucht nicht nur eine bestimmte Temperatur, um zu überleben, sondern auch die Energie der Sonne, ohne die wir wie alle anderen Lebewesen nicht lebensfähig wären. Denken Sie darüber nach, wie Pflanzen die Sonnenenergie während der Fotosynthese aufnehmen – und diese Energie somit auch uns mit Nahrung und Heizmaterial versorgt und alle Entwicklungen des modernen Lebens erst möglich macht. Wenn Sie in Ihr Auto einsteigen, ist Ihnen vielleicht gar nicht bewusst, dass die Sonne, die Sie durch die Windschutzscheibe sehen, auch den notwendigen Treibstoff liefert – durch Fotosynthese und Energie, die Pflanzen zu Erdöl macht. Auch die Wärme, die der Körper ausstrahlt, kommt von der Sonne, da wir über unsere Nahrung Energie aufnehmen. Spüren Sie die Verbindung mit dem Element Feuer – die Wärme im Körper, die Sonne auf der Haut und die Hitze des Feuers. Wenn Sie sich bereit fühlen, öffnen Sie die Augen, sehen Sie sich um und erkennen Sie die Verbindung zwischen dem, was Sie sehen, und dem Element Feuer.

SPÜREN SIE DIE VERBINDUNG MIT DER WELT, DIE SIE UMGIBT!

Wenn wir uns unserer Verbindung mit der Welt um uns herum, mit dem ewigen Kreislauf des Lebens und der Elemente, bewusst werden, erlaubt uns dies einen neuen Blick auf unser Leben: Wir sind in der Lage, zu erkennen, dass wir in enger Verbindung mit der natürlichen Welt stehen – eine Erkenntnis, die wir uns während des Wanderns zunutze machen können.

WIR GEWINNEN EIN BESSERES VERSTÄNDNIS UND VERANTWORTUNGSGEFÜHL FÜR DIE ERDE.

„Wenn wir
versuchen, etwas
für sich allein
zu betrachten,
stellen wir fest,
dass es mit allen
anderen Dingen
im Universum
verbunden ist.“

JOHN MUIR

MIT WERTSCHÄTZUNG UND FREUDE WANDERN

Das Wandern und die Zeit in der Natur geben uns zahlreiche Möglichkeiten, positive Gefühle wie Wertschätzung, Dankbarkeit und Freude zu erleben und uns diesen zu öffnen. Das geschieht ganz natürlich, wenn wir beispielsweise ein seltenes Naturschauspiel, eine tolle Aussicht oder einen Sonnenuntergang betrachten oder wenn wir nach einem langen, kalten Winter die ersten warmen Sonnenstrahlen auf der Haut spüren. Diese Schönheit lässt sich aber auch in den kleinen Dingen erkennen – wir müssen nur aufmerksam hinsehen. Wenn wir unsere Aufmerksamkeit auf diese Gefühle und Erfahrungen richten, können wir sie bewahren und unsere Fähigkeit, derartige Emotionen noch öfter zu erleben, stärken.

„Meist halten Menschen das Gehen auf dem Wasser oder in der Luft für ein Wunder. Ich denke aber, das wahre Wunder besteht nicht darin, auf dem Wasser oder in der Luft zu gehen, sondern auf der Erde. Jeden Tag sind wir alle an Wundern beteiligt, die wir gar nicht als solche wahrnehmen. Der blaue Himmel, die Wolken am Himmel, die grünen Blätter, die neugierigen Augen eines Kindes – das alles sind Wunder."

THICH NHAT HANH

GLÜCK UND DANKBARKEIT SPÜREN

Positive Emotionen heben die Stimmung und haben einen großen Einfluss auf unser Wohlbefinden. Das lässt sich mithilfe eines kleinen Experiments ganz einfach erkennen: Nehmen Sie sich einen Moment Zeit und denken Sie darüber nach, was Sie gerade fühlen. Richten Sie Ihre Aufmerksamkeit darauf, wie sich Ihr Körper anfühlt und was Ihnen durch den Kopf geht. Denken Sie nun an fünf Dinge, für die Sie dankbar sind oder die Sie glücklich machen. Das können auch Kleinigkeiten sein, wie das wärmende Gefühl einer Tasse Tee oder der Anblick einer Biene, die von Blüte zu Blüte fliegt. Nehmen Sie sich Zeit, jede dieser Kleinigkeiten vollkommen in sich aufzunehmen. Das Ziel dieser Übung ist es, sich der jeweiligen Erfahrung hinzugeben – es geht nicht darum, eine Liste abzuhaken, sondern wirklich zu spüren. Fahren Sie mit dieser Übung fort, solange Sie möchten. Wenn Sie sich bereit fühlen, richten Sie Ihre Aufmerksamkeit abschließend wieder darauf, wie Sie sich fühlen. Und denken Sie daran: Es gibt hierbei kein Richtig oder Falsch, erspüren Sie einfach nur, was für Sie wahr ist.

„Wenn Sie sich
darauf konzentrieren,
in jeder Situation
das Gute zu sehen,
dann werden Sie
erkennen, dass Sie
ganz mit Dankbarkeit
erfüllt sind – das
ist ein Gefühl,
das die Seele nährt.“

HAROLD KUSHNER, RABBI

ÜBUNG: WERTSCHÄTZUNG

Lernen Sie, Ihre Wahrnehmung wertzuschätzen. Unsere Sinne sind wie Fenster in die Welt, ohne sie wären wir nichts. Meist halten wir jedoch unsere Sinne für selbstverständlich – bis sie aufgrund von Alter oder Krankheit nachlassen. Wandern Sie und nehmen Sie sich dabei Zeit, ganz bewusst wahrzunehmen, wie die Sinne uns die Welt zeigen. Vertiefen Sie sich in das, was Sie sehen, hören, riechen und fühlen, und spüren Sie Dankbarkeit und Wertschätzung dafür. Die Freude, die wir dadurch entdecken können, ist unendlich und kostenlos – wie ein Sonnenstrahl, der sich auf einer stillen Wasseroberfläche spiegelt, oder das leise Rauschen der Blätter im Wind. Schließen Sie die Augen und spüren Sie, wie Ihr Körper von der ihn umgebenden Welt berührt wird – und genießen Sie das.

Die Dinge, auf die wir unsere Aufmerksamkeit richten, formen unseren Geist und damit unser Leben. Wenn wir uns also bewusst Zeit dafür nehmen, das, was uns umgibt, zu schätzen, werden diese Gefühle der Dankbarkeit und Wertschätzung immer häufiger auftreten. Nehmen Sie sich nach jeder Wanderung etwas Zeit und machen Sie sich in Gedanken eine Liste mit all jenen Erfahrungen, die Sie mit Wertschätzung, Verbundenheit, Interesse und Freude erfüllt haben.

Verspüren Sie außerdem Wertschätzung für Ihren Körper, der beim Wandern eine komplexe Abfolge von Bewegungen, Balance und Anpassung vollführt: Die Lunge versorgt uns mit Sauerstoff, das Verdauungssystem gibt uns Kraft und das Herz schlägt, um lebensnotwendige Energie in jede einzelne Zelle zu transportieren. Der Körper arbeitet in jedem Augenblick für uns und glücklicherweise geschieht das meist, ohne dass wir uns bewusst anstrengen müssen. Wir halten das für selbstverständlich, aber wenn wir uns etwas Zeit nehmen und dankbar dafür sind, was unser Körper für uns tut, ist es uns möglich, uns für noch mehr Wertschätzung und Freude zu öffnen. Behandeln Sie Ihren Körper, als wäre er ein lieber Freund, den es zu umsorgen und zu respektieren gilt! Wie fühlt es sich an, sich bewusst für dieses wertschätzende Gefühl gegenüber dem eigenen Körper zu entscheiden?

ÜBUNG: BEIM WANDERN FREUDE ERLEBEN

Eine Wanderung ist eine Gelegenheit, durch Bewegung, tiefe Atmung und alles, was Sie um sich herum sehen, hören, riechen und fühlen, Freude zu erleben.

1. Lösen Sie sich, so gut es geht, von allen Gedanken und Sorgen und richten Sie Ihre Aufmerksamkeit sanft auf die Erfahrung des Augenblicks.
2. Fragen Sie sich: „Welche Freude bietet mir dieser Moment, wenn ich ihm meine ganze Aufmerksamkeit schenke?"
3. Betrachten Sie, ohne Zwang und ohne zu versuchen, die Erfahrung bewusst zu verändern, was Sie fühlen. Verspüren Sie Freude und wenn ja, wie wirkt sich das auf Körper und Geist aus? Steht die Freude mit dem, was Sie sehen, hören oder fühlen, in Zusammenhang?
4. Verweilen Sie in jeder Erfahrung, solange Sie sie spüren, und wenn sie vergeht, lächeln Sie und gehen Sie weiter. Es besteht kein Grund dafür, zu versuchen, den Moment festzuhalten: Jede Erfahrung hat einen Anfang und ein Ende.

„Jeder einzelne
Moment ist voller
Freude und Glück.
Sei aufmerksam
und du bist in der
Lage, es zu sehen.“

THICH NHAT HANH

DIE JAHRESZEITEN

Da ich in der Nähe des Äquators lebte, habe ich schon als Kind gelernt, die Jahreszeiten zu schätzen.

DAS IST DER NATÜRLICHE RHYTHMUS DES LEBENS.

Die Jahreszeiten prägen den Lauf der Zeit und geben der Natur die Möglichkeit, uns ihre ganze Pracht zu zeigen. Jede Jahreszeit hat ihre Geschmäcker, Gefühle und Vorzüge und indem wir Zeit in der Natur verbringen, lernen wir, die Jahreszeiten zu schätzen. Bei den meisten Menschen sorgt Sonnenschein für gute Laune, aber ich erinnere mich gut an das wunderbare Gefühl, im Herbst auf einem Berggrat entlangzuwandern und den peitschenden Wind und die beißende Kälte auf der Haut zu spüren. Momente wie dieser haben ihre eigene Schönheit, denn sie sind einzigartiger Ausdruck von Lebendigkeit. Die Jahreszeiten geben uns die Möglichkeit, uns zu öffnen, neugierig zu sein, mit der Welt um uns herum in Kontakt zu treten und uns für das Leben, das sich tagtäglich überall um uns abspielt, zu öffnen – losgelöst von unseren Alltagsproblemen.

DIE JAHRESZEITEN ERLEBEN

Betrachten Sie die Pflanzen und Bäume um Sie herum: Wann blühen Sie? Im Frühling oder im Sommer? Wann verlieren Sie im Herbst ihre Blätter? Wie reagieren sie auf die Jahreszeiten und auf die Welt um sie herum – auf den Wind, die Sonne, den Regen? Wiederholen Sie diese Übung nun mit einem Tier.

Bleiben Sie neugierig darauf, was Sie zu verschiedenen Tageszeiten im Laufe des Jahres sehen und hören. Betrachten Sie, während Sie wandern, den Stand der Sonne. Verfolgen Sie ihren Lauf über den Himmel, während die Welt sich unter ihr dreht, und wie sich Bahn und Stand der Sonne im Laufe der Jahreszeiten verändern.

Versuchen Sie zu jeder Jahreszeit und egal bei welchem Wetter, Zeit draußen zu verbringen. Beobachten Sie, wie die Flüsse, Bäche und Seen sich im Laufe der Jahreszeiten verändern: Mal gehen sie über vor Wasser, mal sind sie fast ausgetrocknet. Und beobachten Sie, wie die Jahreszeiten riechen: die Wärme, die Kälte, die Feuchtigkeit, die duftenden Blumen und der Wald im Herbst.

DIE STILLE GENIESSEN

Bewegung kann uns Wohlbefinden und Widerstandskraft schenken und ist eine Möglichkeit, die Welt um uns herum zu entdecken und mit ihr in Verbindung zu treten. In verschiedensten Kulturen spielt aber auch der stille Aufenthalt in der Natur eine wichtige Rolle: Auch dies gilt als Möglichkeit, eine tiefere Verbindung mit dem Leben und der Welt zu entwickeln – als ein Weg zur wahren Erkenntnis.

DIE STILLE SCHENKT UNS ETWAS ...

In der Stille gibt es keine Ablenkungen, wir sind mit unseren Gedanken konfrontiert und haben damit die Möglichkeit, wahre Erkenntnis zu erleben und das Loslassen zu lernen. Sich in der Natur ganz in die Stille zu vertiefen ist eine, die Augen öffnende Erfahrung: Das Gefühl, irgendetwas tun zu müssen, irgendwohin gehen zu müssen und etwas erreichen zu müssen, vergeht. Das ist für die meisten von uns eine echte Herausforderung: Einmal wirklich aus dem Hamsterrad des Alltags auszubrechen und für einen Moment einfach nur zu sein.

Viele Menschen verspüren dabei Widerstand, Langeweile oder Unruhe. Versuchen Sie, diese Gefühle als geistige Zustände anzusehen und sie voller Akzeptanz anzunehmen, aber auch wieder loszulassen. Was wir daraus lernen können, in der Stille zu verweilen? Es geht nicht um das Lernen im Sinne von etwas erreichen oder darum, Wissen zu erlangen – dafür gibt es Bücher. Es geht vielmehr darum, das Loslassen zu lernen, eins zu werden mit unserer Intuition, der reinen Lebendigkeit, die so oft unter der Oberfläche versteckt bleibt – tief vergraben unter all dem, was wir glauben, tun zu müssen.

... DAS GANZ ANDERS IST, ALS ALLES, WAS WIR KENNEN.

ÜBUNG: STILLE

Diese Übung kann über einen beliebigen Zeitraum durchgeführt werden – von 30 Minuten bis zu einem ganzen Tag von Sonnenauf- bis Sonnenuntergang. Es ist allerdings hilfreich, einen ungefähren Anfangs- und Endzeitpunkt festzulegen, um sich richtig fallen lassen zu können.

Beginnen Sie diese Übung nicht mit einem Ziel oder bestimmten Erwartungen, sondern nur mit dem Willen, die Übung durchzuführen und offen zu sein für all das, was dabei geschieht. Suchen Sie sich einen ungestörten Ort, vorzugsweise in der Natur. Setzen oder stellen Sie sich ruhig hin und stellen Sie sich einen Kreis mit einem Durchmesser von etwa zwei Metern um Sie herum vor – das ist Ihr Raum für die Zeit, die Sie für diese Übung festgelegt haben. In diesem Raum der absoluten Stille wird sich Ihre Aufmerksamkeit von Augenblick zu Augenblick über die Dauer der Übung entfalten. Denken Sie daran, dass es dabei kein Richtig oder Falsch gibt – bleiben Sie einfach nur konzentriert und neugierig auf das, was Sie fühlen.

In der absoluten Stille können starke Gefühle zum Vorschein kommen, hören Sie also genau in sich hinein, um herauszufinden, ob Sie dafür bereit sind.

Wenn Sie daran Zweifel haben, machen Sie immer wieder Pausen und hören Sie in sich hinein. Es kann hilfreich sein, diese Übung mit anderen durchzuführen oder die Erfahrungen im Anschluss mit einem guten Freund oder einem Therapeuten zu teilen. Denken Sie außerdem an warme Kleidung, Wasser und Essen – wenn Sie möchten, können Sie aber auch fasten, dies stellt eine weitere Möglichkeit dar, das Bewusstsein zu schärfen.

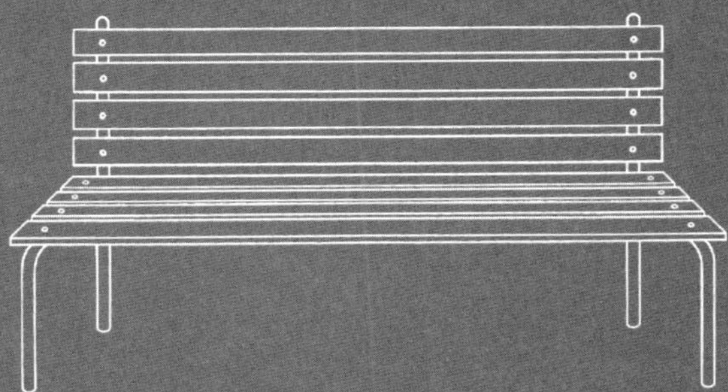

KREATIVITÄT UND PERSPEKTIVE

Aufgrund der Kombination aus Rhythmus, gesteigerter Blutversorgung des Gehirns und der Art und Weise, wie das Wandern unseren Körper beschäftigt und zugleich unserem Geist Freiheit schenkt, regt Wandern uns zu kreativem Denken an. Diese positive Auswirkung wird seit jeher von Menschen aus unterschiedlichen Kulturen geschätzt – von Philosophen, Dichtern und Mystikern, wie Nietzsche, Thoreau, Rousseau, Wordsworth und Gandhi, um nur einige zu nennen. Jüngste Forschungsergebnisse der US-Universität Stanford legen nahe, dass die Kreativität sowohl während des Wanderns als auch kurz danach deutlich gesteigert ist.

Das Wandern ist also nicht nur eine Möglichkeit, achtsam zu werden, sondern auch, kreativ zu denken und neue Ideen zu entwickeln. Durch das Gehen gewinnen wir Abstand zu dem, was uns beschäftigt, egal, ob es sich dabei um die Arbeit, unsere private Situation, Beziehungen oder persönliche Probleme handelt. Der durch diesen Abstand entstehende Raum hilft uns dabei, die Perspektive zu wechseln, und durch die Bewegung des Körpers ist es dem Geist möglich, Blockaden zu lösen und sich zu öffnen.

„Alle wirklich großen Gedanken wurden beim Spazierengehen erdacht."

FRIEDRICH NIETZSCHE

ÜBUNG: BESINNENDES WANDERN

Diese Übung ist geeignet, wenn Sie Raum brauchen, um kreativ zu denken und eine neue Sichtweise auf die Dinge zu erlangen. Das kann sich auf eine bestimmte Situation oder ein bestimmtes Problem, etwa in der Arbeit oder im Privatleben, beziehen, eignet sich aber auch, wenn bedeutende Veränderungen bevorstehen, mit denen Sie sich beschäftigen möchten.

Versuchen Sie zunächst, zu beschreiben, worauf genau Sie eine Antwort finden möchten. Sie können dies beispielsweise als Frage formulieren. Suchen Sie sich dann eine Route, die für diese Art der stillen Wanderung geeignet ist. Erlauben Sie Ihren Gedanken, während des Wanderns zu kommen und zu gehen, und bewegen Sie sich dabei in einer Geschwindigkeit, die zu diesem Rhythmus passt. Versuchen Sie sich nicht darauf zu konzentrieren, eine eindeutige Antwort auf Ihre Frage zu finden, sondern bleiben Sie offen für alles, was sich Ihnen eröffnet, und notieren Sie Ideen oder Stichpunkte, die Ihnen wichtig erscheinen. Versuchen Sie, während der ganzen Übung achtsam zu bleiben: Wie stehen Sie zu den Gedanken, die sich Ihnen eröffnen? Machen Sie außerdem immer wieder Pausen, um zur Ruhe zu kommen und sich wieder auf die ursprüngliche Frage, die Sie beantworten möchten, zu konzentrieren.

„Probleme kann
man niemals
mit derselben
Denkweise lösen,
durch die sie
entstanden sind.“

ALBERT EINSTEIN

LANGE WANDERUNGEN

Lange Wanderungen sind jene Momente, in denen ich mich immer am lebendigsten und glücklichsten gefühlt habe: Momente der Einfachheit, in denen nichts anderes zählt als die tägliche Unterkunft und die Versorgung des Körpers mit Nahrung – egal ob im Himalaya, in den Alpen, in den schottischen Highlands oder in den Dolomiten. Wenn man sich in unberührter Natur bewegt, tief atmet, den Herzschlag spürt und am Ende des Tages von einer angenehmem Müdigkeit erfüllt wird, dann ist das Leben einfach und unglaublich erfüllend. Die Dinge, mit denen man sich Tag für Tag beschäftigt, sind tausende Schritte weit weg, und doch vermisst man nichts. Die einzige Aufgabe besteht darin, die Trinkflasche an einem Gebirgsbach aufzufüllen, sich an den bunten, auf der Wasseroberfläche tanzenden Lichtern zu erfreuen und seinen Durst mit kaltem, klarem Wasser zu stillen.

Das Bewusstsein ist geschärft und der Geist ist frei von all den Entscheidungen und Bedürfnissen des täglichen Lebens. In unserer modernen Gesellschaft versuchen wir ständig, die Leere in uns mit immer neuen Aktivitäten zu füllen: Essen, Alkohol, Drogen, Fernsehen, Internet, Einkaufen ... Bei langen Wanderungen in abgeschiedenen Gegenden gibt es keine Versuchungen und keine Leere, die diese Versuchungen hinterlassen könnten – nichts als Raum für Freude und Wertschätzung.

Und wenn man schließlich den Gipfel erreicht – voller Endorphine, umgeben vom Himmel, den Bergen, wilden Blumen und zwitschernden Vögeln –, dann wird einem bewusst, dass man nichts braucht, weil schlicht nichts fehlt. Diese Momente gibt es auch im Alltag, aber ich denke, bei einer langen, anstrengenden Wanderung sind wir noch besser in der Lage, uns in diese Erfahrungen zu vertiefen.

Es gibt unzählige Orte auf der ganzen Welt, die sich für lange Wanderungen eignen, ganz egal ob Sie mit Zelt und Campingausrüstung wandern möchten oder ob Sie es bevorzugen, in Schutzhütten zu übernachten und mit leichtem Gepäck zu reisen. Es gibt auch zahlreiche geführte Wanderungen für all diejenigen, die noch nicht genug Erfahrung haben, um allein loszuziehen. Suchen Sie in Wanderführern und Magazinen nach Inspirationen und Ideen für Ihre nächste lange Wanderung.

Die Vorstellung, tagelang nichts anderes zu tun als zu wandern, ist vielleicht etwas gewöhnungsbedürftig, aber ich bin fest überzeugt, dass sich die Mühe lohnt, und rate Ihnen, sich mit diesem Gedanken anzufreunden – wenn Sie nicht schon jetzt Feuer und Flamme sind!

„Nur wenige Orte auf der Welt sind gefährlicher als das eigene Zuhause. Fürchtet euch also nicht vor den Bergpässen: Sie zerschlagen die Vorsicht, bewahren uns vor tödlicher Langeweile, befreien uns und verwandeln unsere Begabungen in energisches, mit Freude erfülltes, Handeln."

JOHN MUIR

Der Blick in
den Sternenhimmel
bietet die Möglichkeit,
unsere Wahrnehmung
zu schärfen.

WANDERN BEI NACHT

Bei Nacht verändert sich die Welt um uns herum. Was uns bei Tag vertraut erscheint, ist im Dunkeln geheimnisvoll – manchmal sogar angsteinflößend. Eine Wanderung durch den Wald verstärkt diesen Unterschied zwischen Tag und Nacht: Kleine Ästchen knacken unter den Füßen, der Wind rauscht in den Blättern, unsere Sinne sind geschärft und wachsam – denn durch unsere Vorstellungskraft kann das Unbekannte und Unsichtbare zu etwas Bedrohlichem werden. Aber Angst und Anspannung sind meist unbegründet und wenn sich der Geist von diesen Ängsten löst, gibt uns das die Möglichkeit, in einen anderen Bewusstseinszustand überzugehen. Unsere geschärften Sinne und die ungewohnte Erfahrung ziehen uns in ihren Bann und wir fühlen uns lebendig und voller Lebenskraft.

Das Schönste daran, bei Nacht draußen zu sein, ist für mich der Sternenhimmel. Wenn sich der Himmel in der Dunkelheit öffnet, lässt er uns in die Weiten des Weltalls blicken.

Das Betrachten des Nachthimmels kann ganz natürlich zu einem Perspektivenwechsel führen, denn Sorgen und Selbstherrlichkeit werden angesichts der Unendlichkeit des Weltalls unbedeutend. Hinaufzuschauen und den Sternenhimmel zu bewundern, kann uns Demut lehren.

Ich erinnere mich noch daran, wie ich als Jugendlicher zum ersten Mal bewusst den Sternenhimmel betrachtete. Davor habe ich zwar auch hin und wieder zu den Sternbildern hinaufgesehen, aber mein Geist war dabei immer auf der Suche nach Mustern und Bedeutung. In jener Nacht übernachtete ich am Strand. Es war eine klare Nacht, der Mond war nicht zu sehen und ich begann, mich auf einzelne Sterne zu konzentrieren und mir bewusst zu machen, dass jeder dieser Sterne eine Sonne mit den dazugehörigen Planeten darstellt – die größeren sind der Erde näher, die kleineren sind weiter entfernt. Nachdem ich dies eine Weile getan hatte, merkte ich, dass sich meine Wahrnehmung veränderte: Die Sternbilder traten in den Hintergrund, die Sterne lösten sich aus diesen konzeptuellen Mustern und der Nachthimmel wurde zum dreidimensionalen Raum. Ich hatte das Gefühl, tatsächlich ins Universum zu blicken. Noch immer ertappe ich mich dabei, nach den verschiedenen Sternbildern zu suchen, wenn ich in den Nachthimmel blicke, und zu einem gewissen Grad genieße ich ihren vertrauten Anblick am Nachthimmel. Aber in jener Nacht am Strand hat sich mir eine andere Art des Sehens eröffnet, die mich daran erinnerte, dass das konzeptuelle Denken in unserem Leben manchmal eine zu große Rolle spielt und unsere Wahrnehmung der Welt nachhaltig beeinflusst.

Die Perseiden

Jedes Jahr passiert die Erde die Staubspur des Kometen Swift-Tuttle, was dazu führt, dass Meteoritenschauer und Sternschnuppen beobachtet werden können – die Perseiden. Das ist eine wunderbare Zeit, um bei Nacht zu wandern oder sich einen ruhigen Ort zu suchen, sich in die Wiese zu legen und den Nachthimmel zu betrachten. Die Perseiden sind ungefähr einen Monat lang zu sehen, der Höhepunkt ereignet sich etwa Mitte August.

WANDERN IM ALLTAG

Wenn wir gestresst sind, neigen wir dazu, uns immer weiter von dem zu entfernen, was gut für uns ist, und was uns hilft, uns zu entspannen und den Überblick nicht zu verlieren. Außerdem fällt es uns schwerer, auf unsere körperliche Gesundheit zu achten. Wir vertiefen uns in unsere Gedanken und haben keine Zeit für uns und unsere Bedürfnisse. Und wir versäumen es, auf uns zu achten, bis wir es schließlich ganz verlernt haben.

Wenn man sich auch im Alltag bewusst Zeit für das Wandern nimmt, eröffnet sich neuer Raum, eine neue Art der Bewegung – und Zeit. Wenn man etwa in der Arbeit vor einem unlösbaren Problem steht, vergisst man oft, sich Zeit für Pausen zu nehmen, weil man so sehr damit beschäftigt ist, eine Lösung zu finden. In diesen Momenten kann es hilfreich sein, alles hinter sich zu lassen und einen Spaziergang zu machen, um den Kopf freizubekommen, sodass man sich dem Problem anschließend mit neuer Energie widmen kann. Während des Wanderns ist man außerdem offen für neue Ideen, denn das Gehirn wird mit mehr Sauerstoff versorgt – das bietet Erholung vom alltäglichen Schreibtischchaos.

Auf den folgenden Seiten finden Sie einige Anregungen, wie Sie Spaziergänge auch in Ihren Alltag integrieren können.

Machen Sie es sich zur Angewohnheit, in jeder Mittagspause einen kurzen Spaziergang zu machen. Lassen Sie diese Spaziergänge zu Momenten werden, in denen Sie nicht über die Arbeit nachdenken oder bereits in Gedanken die To-do-Liste für den Nachmittag abarbeiten. Trainieren Sie, ganz im Moment zu sein und wahrzunehmen, was um Sie herum geschieht.

Wenn Sie draußen unterwegs sind, richten Sie Ihre Aufmerksamkeit bewusst auf das, was Sie um sich herum wahrnehmen. Wie ist das Wetter? Ist es kalt? Spüren Sie Wind oder Regen auf Ihrer Haut? Was blüht gerade? Welche Farbe haben die Blätter an den Bäumen? Indem Sie diese Dinge bewusst wahrnehmen, können Sie Ihre Aufmerksamkeit auf das Hier und Jetzt richten und sind im Einklang mit der sich ständig verändernden Welt um Sie herum.

Nutzen Sie alltägliche Aktivitäten, um ein paar Schritte zu gehen – es reicht aufzustehen, um sich einen Tee oder einen Kaffee zu machen. Richten Sie Ihre Aufmerksamkeit dabei bewusst darauf, wie sich der Körper in der Bewegung anfühlt, wie die Füße den Boden berühren, die Arme locker mitschwingen oder die Hand die Türklinke umgreift.

Wenn Sie eine bekannte Strecke gehen, versuchen Sie bewusst, etwas Neues, was Sie zuvor noch nicht gehört, gesehen oder erlebt haben, zu entdecken.

Versuchen Sie, kurze Spaziergänge in Ihren Arbeitsweg oder in andere notwendige Wege einzubauen. Steigen Sie beispielsweise eine Station früher aus dem Bus oder der Straßenbahn aus oder parken Sie ein paar Straßen weiter von Ihrem Ziel entfernt und gehen Sie das letzte Stück zu Fuß.

Folgen Sie auch bei kurzen Spaziergängen Ihrem Instinkt und lassen Sie sich treiben – ohne ein bestimmtes Ziel im Kopf zu haben. Wandern Sie einfach nur zum Vergnügen und genießen Sie die Welt um Sie herum.

Wenn Sie sich abenteuerlustig fühlen, planen Sie eine längere Wanderung. Es ist etwas ganz Besonderes, aufzustehen, zu frühstücken und dann zu einem neuen Ort aufzubrechen: Der Alltag tritt in den Hintergrund, wir gewinnen neue Perspektiven und erleben natürliches Wachstum.

Nehmen Sie die Treppe anstatt des Lifts oder der Rolltreppe und sehen Sie diese zusätzliche Bewegung als Geschenk für Ihren Körper und nicht als unnötige Anstrengung.

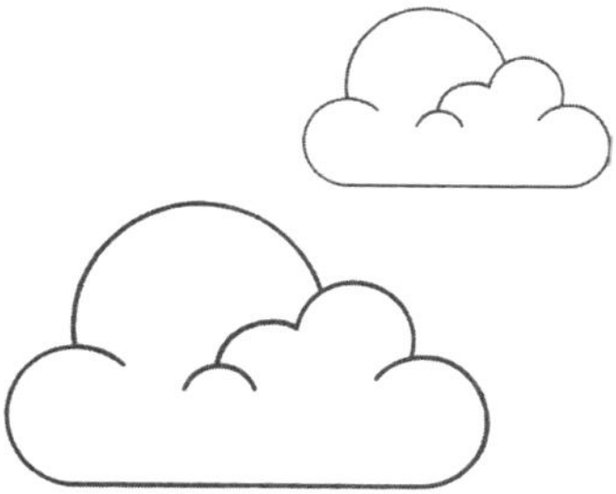

Gehen Sie, wenn möglich, zu Fuß zum Einkaufen. Genauso wie während einer Wanderung in der Natur kommen wir so zurück zu unseren Ursprüngen als Jäger und Sammler: Denn wir müssen etwas tun für unser Essen.

Nehmen Sie sich nach jeder Wanderung Zeit, um darüber nachzudenken, was Sie erlebt und besonders geschätzt haben.

Machen Sie während jeder Wanderung Pausen, um Ihre Aufmerksamkeit immer wieder auf den Moment zu richten. Manchmal sind wir gezwungen, kurz stehenzubleiben, etwa an Ampeln. Sehen Sie diese natürlichen Pausen als Möglichkeit, Achtsamkeit zu spüren, anstatt sofort ungeduldig zu werden.

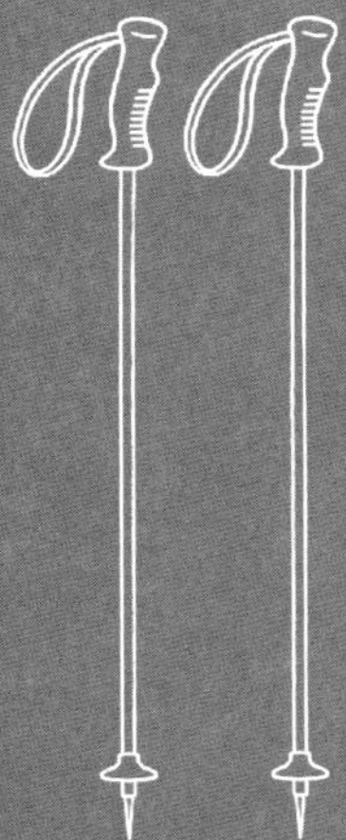

Wenn Sie etwas mehr Zeit haben, planen Sie eine Wanderung in der Natur, beispielsweise in einem Park. Dort können Sie auch die in diesem Buch enthaltenen Übungen ausprobieren. Sie können dies allein, aber auch in Gesellschaft von Freunden oder der Familie tun. Wenn Sie in einer Gruppe wandern, nehmen Sie sich bewusst Zeit, um Stille und Einsamkeit zu erleben – entfernen Sie sich dazu wenn nötig von der Gruppe. Anschließend können Sie zurückkehren und sich mit den anderen über Ihre Erfahrungen austauschen.

ABSCHALTEN

Noch vor 20 Jahren war es unvorstellbar, wie sehr technische Fortschritte unser Leben verändern würden. Durch leistungsfähige Computer, die in die Hosentasche passen und ständig mit dem Internet verbunden sind, ist es uns jederzeit und in Sekundenschnelle möglich, uns zu informieren und mit anderen zu kommunizieren. Das ist bequem und hat unzählige Vorteile. Aber es hat auch Nachteile, vor allem wenn wir dies unbewusst tun, denn die ganze Technik kann ziemlich einnehmend sein, ja sogar süchtig machen. Und schneller als uns lieb ist, schenken wir dem mehr Zeit, als uns lieb ist – vor allem wenn man bedenkt, was das Beste für unser Wohlbefinden und jenes der Menschen um uns herum ist. Versuchen Sie, Ihre Beziehung zur Technik urteilsfrei zu betrachten: Wann, wofür und wie oft verwenden Sie sie und wie fühlen Sie sich dabei? Welche Vorteile hat das und gibt es vielleicht auch Nachteile?

Das Wandern ist eine tolle Möglichkeit, um einfach mal „abzuschalten“: Versuchen Sie, den Raum, den Technik in Ihrem Leben einnimmt, zu überdenken und bewusst zu reduzieren.

„Wir vergeuden
unser Leben
mit Details.
Vereinfachen Sie!
Vereinfachen Sie!“

HENRY DAVID THOREAU

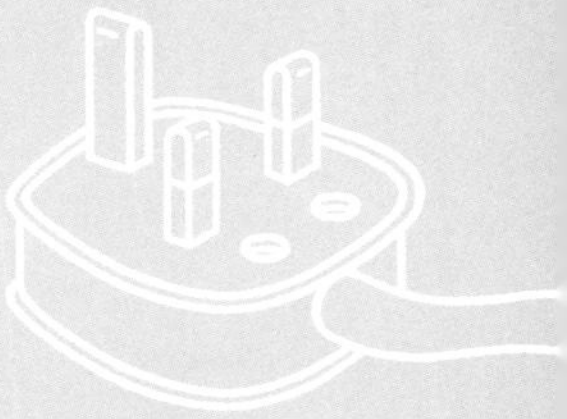

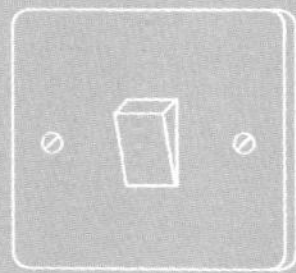

ÜBUNG: ABSCHALTEN

Wanderungen sind eine perfekte Gelegenheit, um „abzuschalten" – also unsere Verbindung mit der digitalen Welt vorübergehend zu kappen. Fragen Sie sich, wenn Sie das Haus für eine Wanderung verlassen: „Muss ich mein Handy wirklich mitnehmen?"

Achten Sie darauf, wie Sie auf diese Frage reagieren: Fällt es Ihnen leicht oder verspüren Sie Widerstand? Es ist nicht einfach, mit Gewohnheiten zu brechen, und sicher fallen Ihnen zahlreiche Gründe ein, warum Sie Ihr Handy doch mitnehmen sollten: „Was, wenn der oder die mich anruft?" oder „Ich brauch es als Uhr". Verurteilen Sie sich nicht dafür, diese Gründe sind weder gut noch schlecht, sondern vielmehr eine Möglichkeit, um festgefahrene Muster zu erkennen. Richten Sie außerdem Ihre Aufmerksamkeit darauf, wie es ist, ohne Technik zu wandern: Beeinflusst es, wie Sie die Wanderung erleben? Vielleicht ist es sogar eine erfrischende Pause von Sorgen und Ablenkungen.

Wenn es Ihnen sehr schwer fällt, „abzuschalten", erinnern Sie sich daran, dass es diese Art der Technik vor 15, 20 Jahren noch überhaupt nicht gab – und Sie damals eigentlich auch ganz gut zurechtgekommen sind.

MOMENTAUFNAHMEN

Ein Fotoapparat oder eine Digitalkamera gibt uns die Möglichkeit, die Welt um uns herum genau zu beobachten – den Lichteinfall, die Landschaft, den Himmel und die Wirkung von Raum. Fotografien sind Momentaufnahmen, Erinnerungen an das, was wir erlebt haben, und sie erlauben es uns, das, was wir gesehen haben, mit anderen zu teilen. Andererseits lenkt uns das Fotografieren an sich davon ab, den Moment zu erleben, denn es ist nichts mehr als der Versuch, eine Erfahrung einzufangen, noch bevor sie tatsächlich erlebt wurde. Ist es Ihnen vielleicht auch schon einmal so ergangen, dass Sie unterwegs waren, etwas Schönes entdeckt haben und Ihre erste Reaktion war, zur Kamera zu greifen, um den Moment einzufangen, anstatt ihn wirklich zu leben?

Aber auch der Akt des Fotografierens kann eine Übung sein: Überlegen Sie, welchen Einfluss die Kamera auf Ihre Erfahrung der Wanderung hat – und vielleicht wird aus dem intuitiven Vorgang des Fotografierens so eine bewusste und achtsame Handlung.

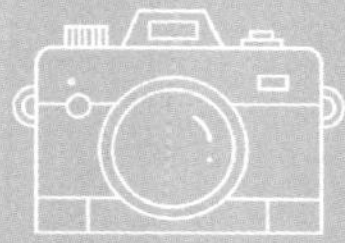

ÜBUNG: ACHTSAM FOTOGRAFIEREN

Wenn Sie sich dazu entscheiden, eine Kamera zu Ihren Wanderungen mitzunehmen, dann sehen Sie den Akt des Fotografierens als Achtsamkeitsübung.

1. Achten Sie darauf, was geschieht, wenn Sie etwas fotografieren möchten. Was geht in Ihnen vor, welche Emotionen haben Sie zu dieser Entscheidung gebracht?
2. Halten Sie inne und schauen Sie sich um, bevor Sie etwas fotografieren. Drehen Sie sich einmal um sich selbst, um wirklich alles, was Sie umgibt, zu erfassen.
3. Denken Sie darüber nach, welchen Aspekt Sie einfangen oder in den Mittelpunkt rücken möchten und welche Stimmung das Foto vermitteln soll.
4. Achten Sie auf Ihren Körper, Ihre Atmung und darauf, was Sie durch die Kameralinse sehen, während Sie fotografieren.
5. Sobald Sie ein Foto gemacht haben, halten Sie einen Moment inne und genießen Sie nochmals den tatsächlichen Anblick dessen, was Sie gerade fotografiert haben, bevor Sie sich das Bild auf der Kamera ansehen.

VORBEREITUNG UND SICHERHEITSHINWEISE

Wenn Sie sich der Erfahrung des Wanderns hingeben und sich auf diese erfüllende Reise begeben, gibt es einiges zu beachten.

Jeder Mensch ist einzigartig und genauso unterscheiden wir uns im Hinblick auf unsere Wandererfahrung. Es gibt Gelegenheitswanderer, die in der Lage sind, sich relativ gut in den Bergen und in der Natur zurechtzufinden, andere verlaufen sich schon im Park um die Ecke. Ich empfehle Ihnen, nur das zu tun, wozu Sie sich wirklich bereit fühlen. Passen Sie auf sich auf, seien Sie vorsichtig und holen Sie sich wenn nötig Unterstützung, um nach und nach, Schritt für Schritt auch weitere Strecken und Wanderungen bewältigen zu können, ohne dass Sie sich dabei verlaufen oder verletzen.

ROUTE

Ein grundlegendes Verständnis für Wanderkarten und den Umgang mit einem Kompass hilft dabei, eine geeignete Route zu planen, und zu vermeiden, dass Sie sich verlaufen. Heutzutage gibt es zudem GPS und viele verschiedene Karten-Apps, die dabei helfen, eine Route zu planen – und ihr dann auch zu folgen.

Machen Sie sich bewusst, dass die Gehgeschwindigkeit durchaus variieren kann. Durchschnittlich können Sie mit einer Strecke von etwa fünf Kilometern pro Stunde rechnen. Bergaufgehen dauert länger – besorgen Sie sich eine Karte mit Höhenmeterangaben und rechnen Sie für einen Höhenunterschied von zehn Metern etwa eine Minute zusätzliche Gehzeit. Genauso sollten Sie mehr Zeit einplanen, wenn die Strecke, die Sie gehen möchten, sehr kurvig ist – rechnen Sie mit etwa zehn Minuten mehr pro Stunde. Auch hier gilt: Jeder ist anders! Versuchen Sie zunächst, in vertrauter Umgebung ein Gefühl für Ihren Gehrhythmus zu bekommen – so können Sie Ihre Route genauer planen. Vergessen Sie außerdem nicht, Pausen zum Essen, Trinken und zum Innehalten einzuplanen.

WETTER

Wenn Sie Wanderungen in abgelegeneren Gegenden oder in den Bergen planen, ist es besonders wichtig, die Wettervorhersage zu beachten. Das Wetter kann sich schnell ändern – vor allem in den Bergen, wo Sie mit Wind, Wolken, Regengüssen, raschem Temperaturwechsel und schlechter Sicht konfrontiert sein können. Seien Sie vorbereitet und nehmen Sie geeignete (warme, wasserabweisende) Kleidung und einen Kompass mit, damit Sie auch bei eingeschränkter Sicht wissen, wohin Sie gehen. An heißen Tagen ist es außerdem wichtig, ausreichend Trinkwasser dabeizuhaben und sich gegen die Sonne zu schützen (Kopfbedeckung, Sonnencreme, Sonnenbrille). Wetter und Temperatur verändern sich auch je nach Höhe und Gelände, wenn Sie also beispielsweise in den Bergen wandern möchten, empfiehlt es sich, eine spezielle Bergwettervorhersage zu konsultieren.

KOMMUNIKATION

Nehmen Sie auf jeden Fall ein Handy mit, damit Sie, wenn Sie sich verlaufen oder verunglücken, Hilfe rufen können – Sie können es auch ausgeschaltet lassen und nur einschalten, wenn wirklich Bedarf besteht. Wenn Sie in abgelegenen Gegenden wandern möchten, teilen Sie jemandem mit, wann Sie planen, zurückzukommen, und was zu tun ist, falls dies nicht der Fall sein sollte.

DAS BRAUCHEN SIE

Die richtige Ausrüstung ist unverzichtbar. Ganz egal wohin die Reise geht, wie anspruchsvoll das Gelände ist und wie lange die Wanderung dauert – das brauchen Sie auf jeden Fall:

- feste Schuhe mit guter Sohle und Profil
- der Witterung angepasste Kleidung (wasserdicht, mehrere Schichten, Kopfbedeckung; denken Sie daran, dass nasse Baumwollkleidung schwer ist und den Körper schneller auskühlen lässt, besser ist Wolle oder synthetisches Material)
- Wanderstöcke (v. a., wenn Sie mit Rucksack wandern)
- Erste-Hilfe-Set (inkl. Trillerpfeife)
- genug Wasser und Essen
- geeigneter Rucksack
- Wanderkarte und Kompass (oder eine Karten-App und ein Handy mit aufgeladenem Akku!)

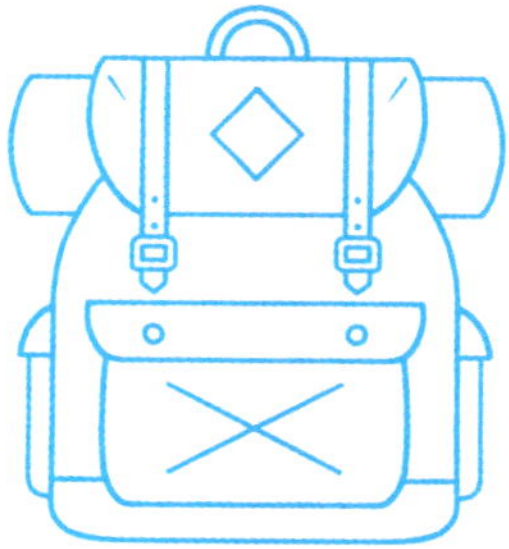

WANDERN IN DER STADT

Auch Wanderungen in der Stadt bringen Herausforderungen mit sich, vor allem wenn Sie in einer fremden Stadt sind und sich nicht auskennen. Fragen Sie Ortskundige, welche Gegenden (bei Tag und bei Nacht) sicher sind.

GENUG GELESEN: ES IST ZEIT, SICH AUF DEN WEG ZU MACHEN

Das Wandern und vor allem die Zeit in der Natur haben mein Leben unglaublich bereichert. Und doch war es von all den Orten, an denen ich gewandert bin – von den majestätischen Gipfeln des Himalaya bis zu den beeindruckenden alten Wäldern im pazifischen Nordwesten der USA – ein schlammiger, schmaler Wanderweg an einem See in Wales, der mich am meisten geprägt hat. Ich bin diesen Weg viele Male gegangen und es war weder die Aussicht noch die Landschaft, die mir in Erinnerung geblieben ist, sondern das tiefe Gefühl von Gelassenheit und Freiheit, das ich dort erleben durfte. Während ich wanderte, kam es mir nach einer Weile so vor, als gebe es nichts anderes als diesen Moment, mein Bewusstsein erstreckte sich ganz ohne Mühe über die Grenzen meines Selbst hinaus ins Unendliche und mein individuelles Ich wurde Teil eines lebendigen und geheimnisvollen Ganzen. Diese Erfahrung ist nun nur noch eine Erinnerung, aber ich bin der Meinung, dass Momente wie dieser uns und unsere Einstellung dem Leben gegenüber grundlegend verändern können.

Ich hoffe, dass die Dinge, die ich in diesem Buch mit Ihnen teilen durfte, auch Sie inspirieren. Wenn Sie bereits ein erfahrener Wanderfan sind, aber der Aspekt der Achtsamkeit neu für Sie ist, dann hoffe ich, dass diese neue Dimension Ihre Wandererfahrung und Ihre Zeit in der Natur bereichert und Sie neugierig macht – genauso wie das bei mir der Fall war.

Wenn Sie hingegen bereits Erfahrung mit der Achtsamkeitspraxis haben, ist das Wandern für Sie vielleicht eine Möglichkeit, diese Praxis zu vertiefen und in Ihren Alltag zu integrieren.

Vor allem aber hoffe ich, dass dieses Buch Sie dazu bringt, hinauszugehen und zu wandern – und, wie ich, unzählige wundervolle Erfahrungen und Erinnerungen zu sammeln.

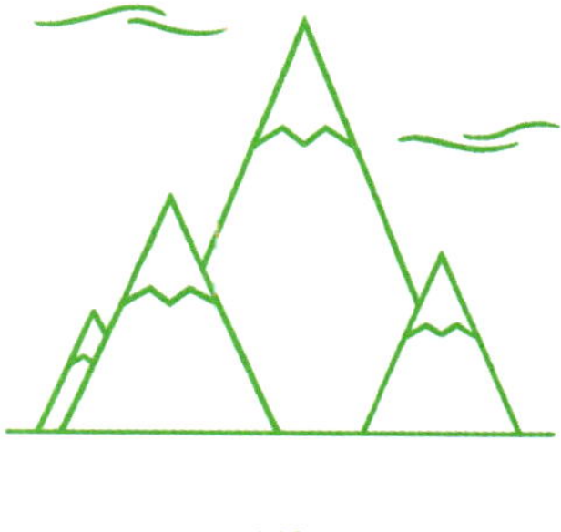

ÜBER DEN AUTOR

Ich bin heute sehr dankbar dafür, dass meine Eltern nicht übervorsichtig waren. Viele meiner Kindheitserinnerungen handeln davon, in der Natur zu sein und die Freiheit zu haben, den ganzen Tag im Wald oder in den Bergen herumzustreifen. Mit drei bin ich im Winter in Gummistiefeln über die Striding Edge von Helvellyn geklettert und ich wanderte in Kreta und den österreichischen Alpen, bevor ich lesen konnte. Ich bin mir nicht mehr sicher, wie glücklich mich das damals gemacht hat, aber rückblickend haben mir diese Erlebnisse Abenteuerlust und eine lebenslange Leidenschaft für das Wandern geschenkt. Mit zwanzig begann ich, mich mit Achtsamkeit zu beschäftigen, und das Wandern wurde für mich zu einer Möglichkeit, Achtsamkeit zu erleben und zu entwickeln. Das bereichert meine Wanderungen, ich fühle mich lebendig und weiß die Welt um mich herum zu schätzen. Ich arbeitete einige Jahre lang am Centre for Mindfulness Research and Practice an der Bangor University in Wales und gründete schließlich das Institut Wilderness Minds, wo ich Kurse und geführte Wanderungen anbiete. So kann ich meine Leidenschaft mit anderen teilen und mich ständig weiterentwickeln. Ich hoffe, mit diesem Buch konnte ich Sie mit meiner Leidenschaft anstecken und Sie anzuregen, hinauszugehen und zu wandern, um diese tiefe Freude selbst zu erleben.

DANKSAGUNG

Ich danke meinen Eltern, die mir, indem Sie mich schon sehr früh zu ihren Abenteuern mitnahmen, Leidenschaft für das Wandern und die Natur vermittelt haben. Danke an meine Kollegen am Centre for Mindfulness Research and Practice an der Bangor University in Wales, die mich so vieles gelehrt haben – vor allem an Sarah Silverton, Cindy Cooper und Rebecca Crane. Danke auch an Heli Gittins und David Elias für ihre Unterstützung und dafür, dass sie Teil von Wilderness Minds sind. Vielen Dank an Tamara für die vielen Gespräche und ihren Beistand während des Schreibprozesses. Und schließlich danke ich meiner Frau Gwladys, die meine Leidenschaft für das Wandern mit mir teilt.

Bibliografische Information der Deutschen Nationalbibliothek
Die Deutsche Nationalbibliothek verzeichnet diese Publikation in der Deutschen Nationalbibliografie. Detaillierte bibliografische Daten sind im Internet über http://dnb.d-nb.de abrufbar.

Die englische Originalausgabe erschien 2018 unter dem Titel „Walk – The path to a more mindful life" bei Quadrille, London, ein Imprint von Hardie Grant Publishing.

1. Auflage 2018

Rüdigerstraße 14
70469 Stuttgart
www.trias-verlag.de

Printed in China

ISBN 978-3-432-10769-1

Redaktion und Satz: Print Company Verlagsges.m.b.H., Wien
Übersetzung: Daniela Schmid
Umschlaggestaltung: CYCLUS Visuelle Kommunikation, Stuttgart

Hinweis
Weder Autor noch Verlag übernehmen Verantwortung für eventuell aus der Anwendung der Prinzipien und Techniken, die in diesem Buch vorgestellt werden, resultierende Schäden. Dieses Buch eignet sich nicht zur Behandlung schwerwiegender gesundheitlicher Beschwerden. Wenden Sie sich unbedingt an einen Arzt, wenn Sie sich in irgendeiner Weise unwohl fühlen oder sich über Ihren Gesundheitszustand Sorgen machen.

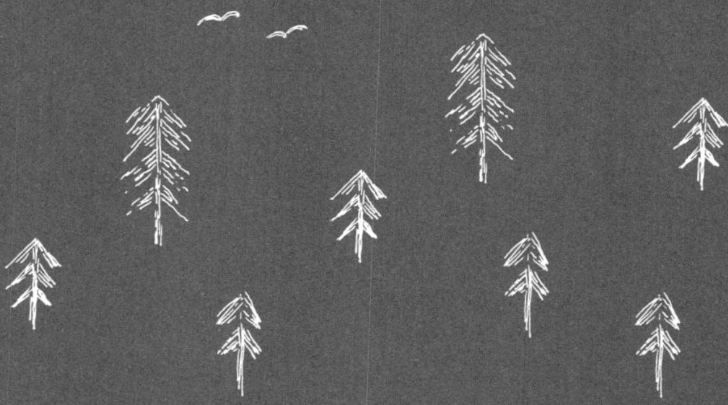